나는 현대의학을 믿지 않는다

Confessions of a Medical Heretic

Copyright ⓒ 1979 by R. Mendelsohn
Published by arrangement with The McGraw-Hill Companies, Inc.
All rights reserved.
Korean Translation Copyright ⓒ 2000, 2007 by Moonye Publishing Co., Ltd.

Korean edition is published by arrangement with The McGraw-Hill Companies, Inc.
through Imprima Korea Agency.

이 책의 한국어판 저작권은 Imprima Korea Agency를 통해
The McGraw-Hill Companies, Inc.와의 독점계약으로 (주)문예출판사에 있습니다.
한국 내에서 보호를 받는 저작물이므로
무단전재와 무단복제를 금합니다.

나는 현대의학을 믿지 않는다

로버트 S. 멘델존 지음
박문일 감수 | 남점순 옮김

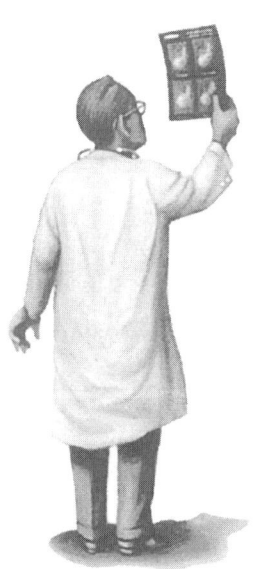

문예출판사

차 례

0. 나는 고백한다

1. 의사가 환자를 진찰할 때

건강 검진은 일종의 의식이다 17 청진기의 정체 18 마네킹도 살리는 기술 20 엑스 레이에 의한 의식 23 점의 의식과 신의 계시 26 숫자에 집착하는 의사들 28 환자는 실험 대상인가 30 병을 만들어내는 사람들 32 의사는 과격한 치료를 좋아해 34 건강 검진에 얽힌 환상 37 의사만 믿고 있어서는 안 된다 39 의사로부터 내 몸을 보호하기 위해서는 42

2. 의사가 약을 처방할 때

항생제의 허구 45 항생제가 죽음을 부른다 49 환자를 위한 약인가 제약회사를 위한 약인가 51 약물 남용이 초래한 비극 53 스테로이드제의 부작용 55 DES 소송 사건 57 경구 피임약과 에스 트로겐은 안전한가 60 의사도 강압제를 복용할까 62 신약의 수상한 계략 64 약에 찌드는 아이들 66 의사가 약에 연연하는 이유 73 부작용 없는 약이 있을까 77 약의 작용과 부작용 78 약과 사이 좋게 지내기 전에 80 약의 피해로부터 아이들을 지키려면 83 상식을 저버리는 의사들의 논리 85

3. 의사가 메스를 잡을 때

의미 없는 수술이라니 89 의사는 어떻게 하여 출산에 관계할 수 있었던 것일까 93 오전 9시부터 오후 5시까지의 출산 96 의학의 진보라는 환상에서 깨어나라 100 의사의 사정에 따라 행해지는 수술 105 의식으로서의 수술 108 수술로부터

내 몸을 지키려면 110

4. 병원에 있으면 병이 생긴다

왜 아이들은 병원을 싫어할까 115 병원은 병원균투성이 116 청결주의의 함정 118 감염을 일으키는 병원 내 물질 120 병원은 위험해 122 영양실조에 걸리는 환자들 125 병원에 있으면 병이 생긴다 127 실종된 환자의 권리 131 병원은 개선될 수 없는가 133 병원으로부터 자신을 지키기 위하여 136 대학병원에 가면 정말 병을 고칠 수 있을까 138 병원에 맞서 환자를 돌보는 법 142

5. 의사가 가정에 관계할 때

가정을 공격하는 가정의학 145 출산에 개입한 산부인과 의사 148 아이에게서 모유를 빼앗아가는 사람 150 소아과식 이중 사고 152 육아 노이로제에 걸리는 엄마들 154 독립을 강요받는 아이들 156 가족을 분열시키는 정신과 의사 160 가정을 붕괴시킨 현대의학 162 집에서 아기를 낳는다는 것 166 현대의학으로부터 가족을 지키려면 170

6. 죽음을 위한 의학

의사가 일을 하지 않으면 환자가 준다는데 175 현대의학은 생명에는 관심이 없다 177 죽음을 장려하는 의사들 180 늙는 것은 병이 아니다 184 안락사와 존엄사의 차이 185 삶의 질 188

7. 의사라는 사람들의 정체

어처구니없는 성직자들 191　속임수와 날조로 점철된 의학 연구 193　자신의 병을 고치지 않는 의사들 197　의과 대학의 실태 201　의사는 어떻게 만들어지는가 203　부정을 행하고도 끄떡없는 의사들 206　의사가 안고 있는 두 가지 병리 207　의사는 실패를 관 속에 묻는다 209　환자는 사악한 마귀 211　내 몸은 내가 지킨다 213

8. 예방의학이 예방하는 것

병원의 도산을 예방하는 의학 217　예방 접종의 허와 실 220　집단 접종은 목숨을 건 도박 행위 222　여성을 괴롭히는 예방 조치들 224　의사는 건강에 대해 생각하지 않는다 226　때를 놓쳤습니다 228　예방의학이라는 가면 229　현대의학의 주술에서 벗어나야 232

9. 새로운 의학을 위하여

생명의 핵심을 보는 시각 235　생명을 축복하는 의학 237　생명의 중개자로서의 의사 239　모든 것은 가정에서부터 240　생활 공동체를 중요시하는 의학 244　새로운 의학의 씨앗 248　새로운 의학을 만들어갈 의사들 251

옮긴이 후기 257　감수의 글 263

0 나는 고백한다

나는 현대의학을 믿지 않는다. 더 솔직히 말하면 나는 현대의학에 반대하는, 현대의학의 이단자이다. 따라서 내가 이 책을 쓰는 것은 세상 사람들이 현대의학의 주술에서 해방되길 바라기 때문이다.

물론 나도 처음부터 현대의학을 믿지 않았던 것은 아니다. 믿지 않기는커녕 오히려 열렬한 신자였다. 의과 대학생 시절, DES(디에틸스틸베스트롤)라는 여성 합성 호르몬제 연구가 활발했는데, 현대의학을 믿고 있던 나는 이 약에 대해 조금도 의심을 품지 않았다. 그러나 20년 후, 임신 중에 이 약을 투여받은 여성이 낳은 아이들에게서 자궁경부암이나 생식기 이상이 지나치게 많이 발견되었다. 당시의 나로서는 꿈에도 생각지 못한 일이었다.

연구생 시절, 미숙아에 대한 산소요법이 최신 의료설비를 자랑하는 큰 병원에서 시행되었다. 그러나 이 치료를 받은 약 90퍼센트의 미숙아에게서 약시나 실명 등 중증의 시력 장애(미숙아망막증)가 발생했다. 이런 사실을 알면서도 병원은 치료법에서 원인을 찾으려는 노력을 게을리했다.

한편 의료 수준이 열악한 근처 병원에서는 미숙아망막증 발생률이 10퍼센트 미만이었다. 발생률이 왜 이토록 차이가 나는지 교수에게 묻자 그는 이런 대답을 했다.

"제대로 된 치료법을 쓰지 않은데다 발생률도 정확하게 조사하지 않았기 때문이야."

나는 그 대답을 믿었다.

미숙아망막증이 고농도 산소의 투여로 인해 발생했다는 사실을 안 것은 그로부터 1, 2년 후의 일이었다. 경제적으로 여유가 있는 병원은 최신식의 고가 플라스틱제 보육기를 설치했기 때문에 산소가 새지 않고 보육기 안에 가득하여 미숙아를 실명시켰지만, '수준 미달의 병원'에서는 구식의, 틈이 많은 덮개가 달린 욕조 같은 보육기를 사용해 산소가 많이 샜고 이것이 결과적으로 미숙아를 실명에서 구해준 것이다.

이런 일이 있었지만 그럼에도 나는 계속 현대의학을 믿었다.

그 후, 나는 어느 연구 그룹에 참가해 과학 논문을 작성했다. 주제는 미숙아의 호흡기병에 테라마이신이라는 항생제를 사용하는 문제에 대한 것이었다. 논문 안에서 우리들은 '이 약에는 부작용이 없다'고 주장했다. 과연 그럴까.

그 후의 연구에서 테라마이신을 비롯한 모든 항생제는 미숙아호흡기감염증에는 별로 효과가 없을 뿐 아니라 테라마이신이 함유한 테트라사이클린계 항생제에 의해 수천 명의 아이들 치아가 황녹색으로 변색되고, 뼈에 테트라사이클린 침착물이 생기는 것이 확인되었다. 부작용이 나타나기 전에 논문을 쓰면 모든 약에는 '부작용이 없다'고 단언할 수 있는 것이다.

그래도 현대의학에 대한 나의 믿음은 흔들리지 않았다.

나는 편도선, 흉선(흉골 뒤쪽에 있는 내분비선의 하나), 림프절에 방사선 치료가 효과가 있다고 믿었다. 이 치료법에 대해 교수들은 '방사선을 쬐는 것은 위험하지만 치료에 사용되는 정도의 방사선은 전혀 해가 없다'고 단언했기 때문에 나는 그 말을 믿었다. 그러나 '전혀 해가 없는' 방사선이라도 10~20년 후에는 갑상선종을 일으킬 수 있다는 사실이 그 후의 연구에서 판명되었다. 마침내 현대의학이 몰고 온 무수한 불행의 씨앗을 잘라낼 시기가 도래한 것이다. 이렇게 깨닫자마자, 내가 방사선으로 치료했던 환자들의 얼굴이 떠올랐다. 그들 중 몇 명은 갑상선종을 치료하기 위해 나에게 다시 올지 모른다는 생각이 나를 괴롭혔다.

왜 다시 치료받으러 와야 하나? 그 고통의 원인 제공자가 바로 나인데!

나는 더 이상 현대의학을 믿지 않는다.

대부분의 사람들은 첨단 의료란 멋진 것이고, 그 기술을 가진 명의에게 치료받으면 건강해질 것이라고 믿는다. 그러나 그것은 대단한 착각이다. 의료 행위의 당사자인 의사들이야말로 건강을 위협하는 가장 위험한 존재이기 때문이다.

현대의학에서 행하는 치료는 효과가 없는 경우가 많다. 효과는커녕 치료받은 뒤에 오히려 위험해지는 경우가 종종 있다. 게다가 병이 없었던 환자라도, 충분히 검토하지도 않은 채 치료부터 하려 들기 때문에 그 위험성은 점점 커진다. 현대의학을 구성하는 의사, 병원, 약, 의료기구의 90퍼센트가 사라지면 현대인의 건강은 당장 좋아질 것이라고 나는 확신한다.

현대의학은 언제나 과잉 진료에 몰두하고 있으며, 그것을 자랑으로 여긴다. 중증의 환자에게만 하도록 되어 있는 특수한 치료를 가벼운 증상의 환자에게도 당연한 듯이 행하고 있다. 일례를 들어보자.『클리브랜드 병원의 멋진 의료 현장』이라는 제목의 기관지에는 세계적으로 유명한 이 병원 심장병 치료 센터의 지난 1년 간의 업적이 자랑스러운 듯이 게재되어 있다.

- 총 임상 검사　　　1,300,000회
- 심전도 검사　　　73,320회
- CT 검사　　　7,770회
- 엑스레이 검사　　　210,378회
- 흉부 개심 수술　　　2,980회
- 총 수술 건수　　　24,368회

이 모든 처치가 건강의 유지 또는 개선에 도움이 되었는지는 누구도 증명하지 못한다. 이 기사는 차라리 '의료 흥행 기록'이라고 부르는 편이 어울릴 것이다. 수많은 환자들에게 고액처치한 것을 자랑하고 있을 뿐, 이 '업적'에 의해 도움받은 환자가 있는지에 대해서는 일체 언급하지 않고 있다. 왜일까? 그것은 이처럼 '의료 공장'이 되어버린 병원에서 건강을 되찾은 환자가 있을 리 없기 때문이다.

이 공장에서는 환자를 병을 고치러 온 사람으로 간주하지 않는다.

그저 의료 공장의 경영 상태를 개선하기 위한 재료로 간주할 뿐이다. 이는 의료 공장의 현상황을 자세히 살펴보면 더욱 확실해진다.

임신부는 병원에 가지 않는 것이 좋다. 환자로 취급받을 뿐이다. 의사에게 있어 임신과 출산은 9~10개월에 걸친 '병'이고, 임신부는 환자일 뿐이다. 정맥주사와 태아 감시장치(fetal monitor), 각종 약물, 거기다가 필요도 없는 회음절개 같은 치료를 받고 나면, 마지막에는 의료 공장의 단골 상품인 제왕절개가 기다리고 있다.

감기에 걸린 사람도 병원에 안 가는 것이 좋다. 의사는 대부분 항생제를 투여하지만, 항생제는 감기나 인플루엔자에 거의 효과가 없으며 오히려 그것이 원인이 되어 감기를 악화시킬 뿐이다.

산만한 아이가 선생님을 귀찮게 한다고 해서 병원에 데려가면 큰일 난다. 지나친 약물 투여가 반복되어 결국에는 아이들을 약물 중독자로 만들어버릴 우려가 있기 때문이다.

신생아가 꼬박 하루 동안 모유를 안 먹었다고, 혹은 육아책에 씌어진 대로 체중이 증가하지 않았다고 해서 의사의 말대로 할 필요는 없다. 의사는 모유의 자연적인 분비를 억제하는 약을 줄지도 모른다. 모유가 잘 안 나오게 된 엄마는 아기를 분유로 키우라는 지시를 받게 되고, 결국 위험한 결과를 초래하고 만다.

건강 검진은 의미 없는 행사다. 접수할 때부터 함부로 취급받다가 정작 의사에게 진찰받을 때는 긴장하여 혈압이 평소보다 올라가게 되고, 결국 혈압을 내리기 위해 대량의 강압제를 맞고 돌아오는데 이렇게 해서 성 생활에 종지부를 찍게 되는 사람들이 늘고 있다. 임포텐스는 심리적인 원인보다 이러한 강압제 등의 약물 부작용에 의한 것이 더 많다.

나이가 들어서 임종을 맞이할 때 병원에 있어야 한다는 것은 불행한 일이다. 의사는 "하루에 500달러의 입원비를 내면, 최신의 의료기구가 완비된 병실에서 의료진들이 당신의 유언을 들어줍니다. 안심하십시오"라고 할 것이다. 결국 의료진이란 가족을 대신해 노인의 임종을 지켜봐주는 임금 노동자에 불과하다. 최후의 순간에 가족이 아닌 남에게 유언을 남기고 싶은 사람은 없으며, 그 유언은 심전도 모니터가 내는 신호음 정도로 작을 것이다.

가족이란 무엇인가. 둘도 없는 소중한 존재인 가족 사이를 왜 갈라놓는단 말인가. 의료 공장인 병원에게 환자의 가족은 병원비를 내주는 소중한 존재일 뿐이다.

"의사 선생님은 무서워서 싫어요."

아이들의 이러한 반응은 지극히 정상적인 것이다. 그들의 맑은 감성은 본능적으로 위험을 느껴 의사가 무서운 존재라는 사실을 알아차리는 것이다.

그렇다면 어른들은 어떠한가. 공포감은 그렇게 간단하게 사라지는 것이 아니기 때문에 어른들도 실지로는 의사가 무섭지만 그런 사실을 남에게 말하지 않으며 자기 스스로도 인정하려고 하지 않는다. 그래서 어른들은 의사에게서 관심을 돌려, 이상이 있다고 느껴지는 자신의 몸상태를 걱정하기 시작한다.

사람은 무서운 일이 있으면 피하고, 무시하고, 도망가고, 애써 대단한 것이 아닐 거라고 치부하는 경향이 있기 때문에 누군가 적당한 사람을 찾아 위로받으려 한다. 환자의 이러한 성향이 결국 의사로 하여금 주도권을 쥐게 만드는 것이다.

환자는 의사 앞에서 이런 말을 한다.

"선생님, 제 몸 상태가 어떻습니까? 이제 스스로 건강을 관리할 수 없으니 선생님께 맡기겠습니다. 선생님께서 필요하다고 생각하시는 조치를 취해주십시오."

그러면 의사는 '필요하다고 생각하는 조치'를 취하는 것이다.

약의 부작용에 대해 설명하지 않은 것을 지적당하면 의사는 이렇게 변명한다.

"만일 제대로 설명하면 의사와 환자의 관계가 나빠집니다."

이 말은 의사와 환자의 관계가 지식이 아니라 신뢰를 바탕으로 한다는 의미이다. 환자가 "나는 의사가 옳다는 것을 알고 있다"고 말하지 않고 "나는 의사를 믿는다"고 말한다는 사실에서도 쉽게 알 수 있을 것이다.

그러니 환자는 의사가 신뢰에 바탕을 두지 않고 자신을 대한다고는 생각할 수도 없을 것이다. 그런데 실제에 있어서 의사는 신뢰에 바탕을 두기는커녕 환자의 이런 마음을 악용하고 있다. 환자의 신뢰를 잃으면 의사는 어떤 일도 할 수 없다. 만일 환자의 신뢰를 배신한다면 의료 행위 중 적어도 90퍼센트는 불필요한 것이고, 그 불필요한 의료 행위로 사람을 죽음에 이르게 할 위험성마저 있다는 사실이 공개될 것이다. 더군다나 현대의학은 사람의 병을 고쳐주는 의술과 과학이 아니라 일종의 종교이기 때문에 환자의 신뢰 없이는 존재할 수 없다.

종교란, 인간의 정신 세계 혹은 일상 생활에 있어서 불가해하고 신비로운 현상에 조직을 총동원하여 대처하는 것이라고 정의할 수 있다. 이 정의에 따르면 '현대의학교(現代醫學敎)'는 삶과 죽음에 따르는 모든 육체적인 생리 변화라는 가장 불가해하고 신비로운 현상을 다루고 있는 것이다.

영국의 인류학자인 제임스 프레이저는 『황금가지』에서 종교를 '자연 본연의 모습과 인간의 삶의 방식에 방향을 부여하여 관리할 수 있다고 믿는, 인간을 초월하는 힘에 의지하려는 행위'라고 정의했다.

이 정의에 따르면 현대인은 삶의 방식에 방향을 잡아 관리하는 힘에 의지하려고, 현대의학교에 연간 수천억 달러에 이르는 거액의 '헌금'을 내고 있는 것이다. 의료비라고 불리는 이 막대한 헌금은 뭔가 특별한 목적으로 쓰여야 하지 않을까.

모든 종교는 시각, 청각, 후각, 미각, 촉각 등 인간의 오감을 초월하는 것이 존재한다고 가르친다. 현대의학교의 본질에 다가가기 위해서는 이 가르침에 따라 '왜'라는 질문을 의사에게 던져봐야 한다.

"왜, 이 약을 먹어야 하는가?"

"왜, 이 수술을 받아야 하는가?"

"왜, 이 치료가 필요한가?"

의사에게 이러한 질문을 반복하면, 결국에는 믿음에 균열이 생겨 의사와 환자의 사이가 나빠지는 사태에 이를지도 모른다. 그러면 의사는 전문 지식을 방패삼아 이렇게 말한다.

"어쨌든 환자는 의사를 신뢰하면 됩니다."

'왜'라는 질문을 하는 것은 현대의학의 주술에서 빠져나가기 위한 최선의 방법이다.

의사가 환자의 질문에 대해 "의사를 신뢰한다면 그걸로 됐습니다"라고 대답한다면, 몸 상태가 허락하는 한 조금이라도 빨리 의사로부터 도망가야 한다. 왜냐하면 의사가 이런 틀에 박힌 말을 할 때야말로 환자에게 충분한 설명도 하지 않고 위험한 치료를 할 바로 그때이기 때문이다.

그러나 실지로 의사에게서 도망쳐나온 사람은 거의 없다. 대부분의 사람은 의사가 쓴 주술사의 가면과 그 안에 숨어 있는 알 수 없는 분위기에 전율하며 지금 자신의 몸에 일어나고 있는 변화나 앞으로 일어날 수 있는 사태에 불안을 느끼다가, 결국에는 의사의 교묘한 설명에 경외감마저 느끼며 허무하게 굴복하는 것이다.

그러나 의사라고 불리는 주술사의 생각대로 되게끔 내버려두어서는 안 된다. 현대의학의 주술에서 얼마든지 스스로 해방될 수 있고, 또 그렇게 하는 것이 몸을 위하는 일이다. 아무런 준비도 하지 않은 채 진찰실이나 진료소, 병원에 가는 것만큼 위험한 일은 없다. 그 준비는 생명보험에 가입하는 것이 아니라 의사와 대화할 수 있는 지식과 기술, 임기응변을 익히는 것이다.

우선 의사를 이해하는 것이 필요하다. 현대의학이 종교라는 사실을 알면 보다 효과적으로 자신을 지킬 수 있다. 물론 현대의학은 절대 스스로 종교라고 말하지 않는다. 병원도 종교가 아니라 사람을 고치는 의술 또는 과학을 위한 건물인 것처럼 가장하고 있다.

현대의학교는 환자의 신앙이 아니면 존재할 수 없다. 모든 종교가 그렇겠지만, 현대의학교의 경우는 신자들의 신앙심에 의존하는 정도가 크기 때문에 사람들이 단 하루라도 믿음에 회의를 느낀다면 의료제도 전체가 붕괴해버릴 정도이다. 이런 사정은 다음의 세 가지 의문에 대해 생각해보면 바로 이해할 수 있다.

- 다른 곳에서라면 당연히 의심받을 만한 행위가 의료 행위라는 이유만으로 공공연하게 자행되고 있다.
- 환자들은 대부분 수술에 대해 이해하지 못하면서 선뜻 수술에 동의하고 있다.
- 사람들은 약 성분인 화학물질이 어떤 작용을 하는지 제대로 알지 못하면서 연간 몇 천 톤에 달하는 약을 소비하고 있다.

왜일까? 그것은 사람들이 현대의학교를 믿고 있기 때문이다.

현대의학은 치료법의 정당성을 객관적으로 명확히 할 것을 강요받은 적이 없다. 이 책의 의도는 바로 거기에 있다. 나는 현대의학은 몸을 맡길 가치가 없는 종교이고, 따라서 이러한 종교를 믿어서는 안 된다는 것을 정확한 근거를 제시하여 증명하려고 한다.

의사가 일반인에게 뭘 숨기고 있는지에 흥미가 있거나, 단골 의사가 위험한 사람인지 아닌지 알고 싶거나, 자신의 몸을 지키는 방법을 배우고 싶은 사람은 이 책을 통해 귀중한 지식을 얻을 수 있을 것이다.

1 의사가 환자를 진찰할 때

건강 검진은 일종의 의식이다

병에 대한 자각 증상이 없다면 굳이 건강 검진을 받을 필요가 없다. 설사 자각 증상이 있다 하더라도 건강 검진은 가급적 피하는 것이 좋다. 왜냐하면 건강 검진이란 진찰실에 들어서는 순간부터 처방전이나 전문의에게 의뢰하는 소개장을 받아 진찰실을 나올 때까지, 그 모든 것이 정해진 순서대로 이루어지는 하나의 '의식(儀式)'에 지나지 않기 때문이다.

의사에게 몸을 맡긴 채 의사의 지시에 따르는 것은, 그 나름대로는 좋은 일이다. 검사를 받으면 받을수록, 그 검사가 철저하면 철저할수록 몸은 좋아질 테니 말이다. 대다수의 사람들은 그렇게 믿고 있다. 하지만 그것은 잘못된 생각이다. 의사의 진찰은 절대적으로 신뢰할 만한 것이 못 되기 때문에 한 번쯤 의심을 가져봐야 한다. 진찰에는 늘 위험이 동반되고, 별것 아닌 것처럼 보여도 몸에 해를 끼치는 것들이 있기 때문이다.

청진기의 정체

진찰에 사용되는 도구는 그 자체에 이미 위험이 내포되어 있다. 예를 들면, 청진기는 의사가 성직자 흉내를 내기에 좋은 소도구에 지나지 않는다. 오히려 피부에 직접 닿는 그 청진기에 의해 감염되는 경우도 있다.

정말 심각한 병이라면 청진기를 사용하지 않고 육안으로도 충분히 판단할 수 있다. 선천성 심장병을 가진 신생아의 경우, 피부가 푸르스름하기 때문에 한눈에 알 수 있고, 또 다른 심장병의 경우에도 몇 군데 진맥만 해보면 금방 알 수 있다. 이를테면, 대동맥축착증(縮搾症 : 동맥이 좁아지는 증상)이면 서혜부(鼠蹊部 : 불두덩 위의 오목한 곳)에 있는 대퇴동맥의 맥박 수가 감소하기 때문에 청진기를 사용하지 않고 촉진(觸診)만으로 충분히 알 수 있다.

청진기로 들을 수 있는 것은 환자의 가슴에 귀를 대면 다 들을 수 있다. 청진기를 사용하는 것은 좀더 그럴듯하게 보이려는 제스처일 뿐이다. 따라서 삽입부(이어폰)는 귀에 꽂지도 않은 채 집음부를 환자의 가슴에 대는 의사도 있는 것이 현실이다. 이전에는 이러한 작태를 너무 심하다고 여겼지만, 최근에는 그렇게 생각하지 않게 되었다. 왜냐하면 환자측에서도 청진기에 특별한 기대를 하지 않고 있는데다가 병원에 오면 당연히 치러야 될 의식으로 받아들이기 때문이다. 의사는 환자의 이러한 마음을 임상 현장에서 민감하게 느낀다.

그뿐만이 아니다. 청진기에 의한 진찰은 결과적으로 환자에게 해를 끼치는 경우가 있다. 특히 위험한 것이 엄마가 아이를 정기 검진에 데려갈 때이다. 아이의 경우, 청진기에 의한 진찰에서 심장잡음이 확인되는 경우가 종종 있다. 이것은 심장의 맥박에 잡음이 섞이는 현상으로, 어린 아이들 3명 중에 1명꼴로 이러한 증상이 나타난다.

그것을 발견하면 의사는 부모에게 알릴지 말지를 결정해야 한다. 이전 같으면 의사만 알도록 진료 기록에 간단히 표시만 해두면 그만이었지만, 최근에 와서는 환자에게 정보를 공개하는 움직임이 일고 있어 사실을 숨길 수 없게 되었다. 언뜻 보면 의사가 환자의 알 권리를 존중하고 있는 것 같지만, 사실은 나중에라도 다른 의사가 이러한 증상을 발견해 자기보다 먼저 부모에게 알린다면 먼저 진료한 의사로서 입장이 곤란해지기 때문이다.

이러한 이유로, 의사는 부모에게 심장잡음에 대해 일러주게 된다. 그때 "별거 아닌 현상이므로 걱정하지 않으셔도 됩니다" 하고 부모를 안심시키려 해도 소용이 없다. 부모도 아이도 몹시 놀라 당황하기 때문이다. 이때의 놀라움과 불안은 그 부모와 아이에게 있어서는 일생을 따라다니는 걱정거리가 될 수도 있다. 병을 철저하게 규명하기 위해서 부모는 심장학에 정통한 소아과 의사를 찾아다니며 아이에게 심전도 검사와 흉부 엑스레이 검사를 여러 차례 받게 하고, 그것도 모자라서 심장 카테테르 검사까지 의뢰하게 된다. 심장 카테테르 검사란 가늘고 긴 플라스틱 관을 혈관에 찔러넣어 심장 속까지 통과시켜 심혈관계의 혈압과 혈액의 성분을 측정하는 심장병 검사를 말한다.

몇 가지 연구에 의하면, 아이에게서 심장잡음이 들린다는 말을 들은 부모는 그 후 아이에게 운동을 제한하고 영양 섭취에만 신경을 써서 이전보다 많이 먹이는 것으로 조사되었다. 그 결과, 운동 부족과 과식으로 아이는 비만이 되고 정말로 심장에 이상이 생기게 되는 것이다.

마네킹도 살리는 기술

심전도를 기록하는 심전계는 청진기에 비하면 훨씬 더 첨단 의료기구처럼 보이지만, 사실은 이것도 전기장치를 이용한 고가의 장난감에 지나지 않는다.

어떤 조사에 의하면 같은 검사를 두 전문가에게 판독시켰더니 20퍼센트나 다른 결과가 나왔다고 한다. 그리고 동일한 검사 결과를 한 번 더 판독시켰더니 오차가 20퍼센트나 더 확대되었다고 한다.

심전도의 결과는 검사 당시의 활동 상황과 시간대 등 심장 이외의 많은 요인에 의해 변한다. 심근경색증 환자의 심전도 검사에 관한 연구에서 심장에 이상이 있다고 인정되는 정확한 진단은 불과 25퍼센트밖에 되지 않았다. 전체의 50퍼센트는 정상인지 이상이 있는지 확실하지 않은 애매한 결과밖에 얻지 못했고, 나머지 25퍼센트는 '전혀 이상 없음'이라는 잘못된 결과가 나왔다. 건강하고 정상인 사람의 심전도 기록의 과반수를 '중증'이라고 오독했다는 보고마저도 있다.

그렇다고 해서 의사를 비롯한 의료 종사자들이 심장병을 진단할 때 심전도 검사에 의존하지 않게 되었는가 하면 그것도 아니다. 오히려 의존도가 점점 늘어가고 있는 게 현실이다.

나는 이런 상상을 하곤 한다.

심장 발작을 일으킨 환자가 관상동맥질환 집중 치료실에 누워 있다. 지금 이 환자는 매우 안정되어 있고 차분한 상태이다. 그에게 주사기를 든 간호사가 다가온다. 그것을 본 환자는 매우 놀라 당황한다. 간호사는 말한다.

"심전도에 이상이 나타나 응급처치를 시행하겠습니다."

이 간호사는 심전도에 종종 오차가 생기는 것과 심전계의 누전에 의해 심전도가 이상을 나타내는 경우를 지적하는 연구 보고가 여러 차례 발표되었다는 사실을 알지 못한다.

환자는 필사적으로 호소한다.

"간호사님, 부탁합니다. 나는 정상입니다. 맥을 짚어보면 알 겁니다."

그러나 간호사는 아무런 동요도 없이 이렇게 대답한다.

"맥을 짚어봐도 소용없습니다. 심전도가 가장 정확합니다."

그리고 마침내 간호사는 환자의 팔에 주사를 놓는다…….

이것은 공상이 아니다. 현실에서 충분히 일어날 수 있는 일이다. 관상동맥질환 집중 치료실에 설치되어 있는 심전계는 전기 충격이 필요하다고 판단되면 환자의 고동(鼓動)을 자동적으로 조정하는 시스템을 갖추고 있다. 하지만 조정이 불필요한 예도 실지로 수없이 많이 있다.

뇌파계를 사용하여 이루어지는 뇌파 검사는 몇몇 종류의 간질과 경련의 진단, 특히 뇌종양의 진단과 위치 측정에는 그 효과가 인정되고 있다. 그렇지만 이 뇌파 검사에도 한계가 있다는 것을 알고 있는 사람은 극히 드물다.

이런 보고가 있다. 간질 진단을 받은 환자의 20퍼센트가 뇌파도에 전혀 이상을 나타내지 않는 반면, 정상인의 15~20퍼센트가 이상을 나타냈다는 것이다. 뇌의 활동 상태를 측정하는 수단으로 뇌파 검사를 신뢰할 수 있는지 없는지를 조사하기 위해, 어떤 연구자가 마네킹의 머리에 젤리를 넣어 뇌파계를 접속시켜보았다. 그랬더니 '살아 있다'라는 결과가 나왔다고 한다.

이렇듯 오진의 가능성이 분명히 드러났음에도 불구하고 여전히 뇌파 검사는 아이들에게 일어나는 여러 가지 장애를 조사하는 주요한 임상 검사의 하나로 여겨지고 있다. 기질성(器質性) 학습 장애와 가벼운 뇌 손상, 주의 결함, 다동성(多動性) 장애 외에 아직 확실하게 정의되지 않은 20~30종류의 다른 증상에 대해서도 이용되고 있는 것이다.

논문에 쫓긴 소아신경과 의사들은 모두 입을 모아 뇌파 검사의 중요성을 지적하지만, 뇌파도의 수치와 아이들의 행동과의 관계에 대해서는 견해가 일치되지 않고 있다. 과학적인 근거가 이 정도로 결여되어 있음에도 불구하고 뇌파계의 보급률은 급속하게 늘고 있고 뇌파 검사의 수는 계속 증가하고 있다.

의식적인지 아닌지 모르지만 최근에는 교사, 의사, 그리고 부모들까지 모두 하나가 되어 아이들의 문제 행동을 의학적으로만 취급하려는 경향이 있다. 그것은 대체로 이러한 패턴을 따른다.

먼저, 아이는 선생으로부터 면담을 요청하는 통지서를 받아 부모에게 보여준다. 면담에 나간 부모는 선생으로부터 "이 아이는 기질성 뇌 장애나 가벼운 뇌 손상, 주의 결함, 다동성 장애일지도 모르겠습니다"라는 얘기를 듣는다. 그러면 부모는 서둘러 아이를 의사에게 데려가 뇌파 검사를 받게 한다. 의사는 100퍼센트 신뢰할 수도 없는 뇌파 검사에 의존해 진단을 내리고, 또 선생은 가장 관리하기 쉬운 주형(鑄型)에 맞춰넣기 위해 아이에게 '다동아'와 '학습 장애아'라는 낙인을 찍는다. 그 결과 그 아이는 약물에 찌들어버린다.

엑스레이에 의한 의식

의사가 다루는 여러 가지 의료기구 중에서 가장 많이 보급되어 있으면서도, 위험도에 있어서 다른 것에 비할 수 없는 것으로 엑스레이 장치를 들 수 있다. 대단히 위험하지만 그것이 가진 종교적인 의의가 매우 크기 때문에, 의사에게 있어서 엑스레이 장치와 연을 끊는 것은 아마 가장 괴로운 이별일 것이다.

무엇보다도 엑스레이는 의사 자신이 볼 수 없는 환자의 몸 속을 투명하게 보여주기 때문이다. 그러한 탓에 의사들은 여드름의 원인부터 태아 성장의 신비에 이르기까지 모든 검사에 엑스레이 장치를 마구 이용하고 있다.

소아 백혈병이 태아 때의 치료 피폭, 즉 엑스레이와 깊은 관련이 있다는 것이 이미 실증되었지만, 의사들은 그러한 걱정은 전혀 하지 않는다. 2, 30년 전에 머리, 목, 가슴의 상부에 방사선을 맞은 사람들 중 수천 명에 달하는 사람들에게서 갑상선질환이 발생하였다. 갑상선암은 치과 의사에게 엑스레이 검사를 10회 정도 받는 방사선 양보다도 적은 양의 피폭으로도 발생할 수 있다.

이미 몇 명의 과학자가 미국 의회에서 이렇게 경고한 바 있다.

"아무리 적은 양의 방사선이라도 인체에 비추게 되면 유전자를 손상시키고, 현세대뿐만 아니라 그 이후의 여러 세대에 걸쳐 큰 영향을 미칠 우려가 있다. 엑스레이는 당뇨병, 심장병, 뇌졸중, 고혈압, 백내장 같은 나이가 들수록 걸리기 쉬운 병의 원인이 된다."

암이나 혈액의 이상, 중추신경계 종양의 원인이 방사선에 있다고 지적하는 연구 보고는 이외에도 얼마든지 있다. 병원이나 진료소, 치과에서 받은 의료 피폭이 직접적인 사인(死因)으로 보이는 사망자의 수가 매년 4000명이 넘는 것으로 추정되고 있다. 이러한 사망과 병에 의한 고통은 얼마든지 피할 수 있는 것이었다.

내가 의과 대학생이던 1950년대에도, 이미 흉부 엑스레이 검사는 사실상 치료에는 별 의미가 없다고 배웠다. 비교적 최근의 조사에서도 이것은 변함이 없다. 맘모그라피(mammography : 유방 엑스레이 촬영법)라는 유방암 검사의 진단이 정확도가 부족하다는 것은, 실습을 받은 의사도 그렇지 않은 의사도 하나같이 동의하고 있는 사실이다.

방사선 기사가 중증 환자의 흉부 엑스레이 사진을 보고 진단한 결과에 대해 어느 조사 보고는 이렇게 밝히고 있다.

"24퍼센트가 다른 진단을 내렸고, 같은 사진을 다시 진단했더니 31퍼센트가 다른 진단을 내렸다."

다른 연구에서는 폐에 뚜렷한 이상이 나타나는 사진을 정상으로 오독한 경우가 32퍼센트에 이른다고 한다. 전문가의 30퍼센트가 진단에 대한 견해가 일치하지 않았고, 20퍼센트가 첫번째와 두 번째 진단의 판정이 달랐다는 연구 결과도 있다. 하버드 대학의 연구팀은 방사선 기사에 따라 진단 결과가 다르게 나올 비율이 무려 20퍼센트 이상이라고 보고했다.

그러나 그 위험성과 부정확함이 아무리 지적되어도, 대부분의 진찰실에서 엑스레이 검사는 여전히 성스러운 검사로 숭배받고 있는 실정이다. 매년 10만 명의 여성들이 흉부 엑스레이 검사를 받기 위해 차례를 기다리는 것은 참으로 안타까운 일이다. 맘모그라피가 유방암을 발견하는 이상으로 유방암을 일으키고 있다는 과학적 증거가 활자화되어 빈번히 출판되고 있는데도 말이다.

'피폭의 의식'이라고 칭할 만한 이러한 의료 행위는 지금도 많은 곳에서 행해지고 있다. 연중행사가 되어버린 정기 건강 검진과 취직, 입학 때의 집단 건강 검진이 그것이다. 나는 여러 사람들의 이야기나 편지로 이런 사실을 알게 되었다. "당신은 매우 건강하지만, 좀더 확실히 하기 위해서 엑스레이 검사를 받아놓으세요"라고 권하는 의사가 많다는 것이다.

어떤 이는 헤르니아(Hernia : 탈장) 수술을 받으러 가서 흉부 엑스레이 사진을 여섯 장이나 찍었다고 한다. 그는 방사선 기사들의 대화를 통해서 '자신을 대상으로 조사선(照射線)의 양을 시험한 것이 틀림없다'고 판단하고 있다. 그리고 치과 의사에게 보철 치료를 하러 가서는 무려 서른 장의 엑스레이 사진을 찍었다고 한다.

'환자가 원하니까 어쩔 수 없다'라든지 '환자가 기대하고 있으니까'라는 이유로 의사는 엑스레이의 사용을 정당화하지만, 환자가 그 정도로 엑스레이를 원한다면 의사는 외관과 소리가 실제의 것과 똑같은 장치를 준비해 촬영하는 흉내만 내면 될 것이다. 그것이 의사로서 할 일이다. 그렇게 하면 상당수의 병을 막을 수 있을지도 모르니까 말이다.

점의 의식과 신의 계시

환자에게 이익보다 불이익이 되는 경우가 많은 것이 임상 검사다. 임상 검사실의 부정확한 자료들은 이제 스캔들로 불러야 할 지경이다.

일찍이 미국 질병대책센터(CDC)는 전국의 검사실에서 발생한 실수에 관한 조사 결과를 발표했다. 1975년도의 자료에 따르면, 검사 실수가 발생한 비율이 평균 25퍼센트가 넘는데 그 내용은 다음과 같다.

- 세포 검사 10~40퍼센트
- 임상생리 검사 30~50퍼센트
- 혈액형 검사 12~18퍼센트
- 혈액 검사(헤모글로빈·혈청전해질) 20~30퍼센트

매년 검사 비용으로 거액의 예산이 쓰이고 있지만, 그래서 얻어진 것은 무엇인가? 그 '투자 효과'에 대해 의심해볼 필요가 있다.

많은 검사실을 조사한 후, 질병대책센터는 다음과 같이 규명하였다.

"겸상(鎌狀)적혈구성 빈혈을 확인할 수 없는 확률이 31퍼센트, 전염성 단핵증(백혈구증가증)의 오진이 33퍼센트 이상, 정상인 검체를 백혈병으로 오진하는 경우가 10~20퍼센트로 이상(異常)이라고 확실히 '오진'되는 비율은 5~12퍼센트였다. 또 검사를 반복한 것만으로, 환자 200명의 약 99퍼센트에 해당하는 197명에게서 '이상이 완치되었다'라는 검사 결과가 나왔다는 연구 보고도 있다."

충격을 받기엔 아직 이르다. 질병대책센터는 미국 내 전체 검사실의 채 10퍼센트도 조사하지 않았다. 여기에 올려진 숫자는 최고 수준의 검사실의, 최고 수준의 연구 실태이다. 따라서 나머지 90퍼센트 이상에 대해서는 국민들이 스스로 돈을 지불하고 확인해야 할 형편이다.

국민이 부담하는 비용은 앞으로도 점점 늘어날 것이다. 왜냐하면 의사들은 한심할 정도로 꼼꼼히 검사하는 것을 미덕으로 여기고 환자에게 검사를 받으라고 마구 지시해댈 것이기 때문이다.

이렇듯 의료 검사의 결과라는 것은 부정확하기 짝이 없는 것이다. 검사는 '점(占)의 의식', 결과는 '신의 계시'인 것이다. 검사 결과는 의과대학 점술가와 신들의 기분에 의해 크게 좌우되며, 설사 신들의 좋은 기분 덕에 기적적으로 바른 결과가 나오더라도 의사가 그것을 잘못 진단할 위험성이 아직 남아 있다.

한 여성이 이런 편지를 보내왔다.

"최근에 받은 건강 검진에서 변에 피가 섞여 있다는 결과가 나왔습니다. 의사는 저에게 바륨(Barium)을 마시게 하고선 엑스레이 검사를 받도록 했을 뿐만 아니라, 그 밖의 온갖 검사를 받도록 하였습니다. 결과는 '이상 없음'이었습니다. 저는 숱한 검사로 상당한 고통을 맛보았습니다만, 의사는 만족하지 못한 모양인지 저에게 검사를 좀더 받아볼 것을 권했습니다. 반년 후, 저는 몸이 너무나도 허약해지고 말았습니다. 결국 의사의 최종적인 진단은 '위산과다'였습니다."

숫자에 집착하는 의사들

의사가 수치와 통계에 집착하지 않는다면, 임상 검사나 의료기구 그 자체는 그다지 위험한 것이 아니다. 하지만 의료 현장에서 수치와 통계는 신들의 계시로 해석되어 진단시에 절대적인 기준이 된다. 체중계, 체온계, 눈금이 있는 우유병 같은 단순한 기구는 두말할 것도 없고 엑스레이, 심전계, 뇌파계 같은 첨단 의료기구까지, 환자는 물론 전문가인 의사도 이것에 현혹되어 있다. 수치에만 정신을 빼앗겨 실질적인 판단력과 육감은 잃어버리기 일쑤다.

먼저, 체중계를 예를 들어보자. 소아과와 산부인과에서 일어나는 대부분의 문제는 사실 이 체중계에서 비롯된다. 아기의 체중을 잴 때, 체중이 순조롭게 증가하지 않으면 소아과 의사들은 과장된 태도를 취한다. 체중이라는 수치에 집착해 실질적인 판단을 할 수 없기 때문이다. 중요한 것은 아기의 상태가 어떤가, 행동 면에서는 어떤가, 눈은 이쪽을 향하는가, 몸의 움직임은 어떤가, 신경계는 정상적으로 기능하고 있는가 등이다. 하지만 의사는 이러한 관찰을 가볍게 보고 오직 수치에만 신경을 쓴다. 모유를 먹고 크는 아기의 경우, 체중이 의사가 이상치라고 믿고 있는 정도에 미치지 못하는 경우가 종종 있다. 그럴 때 의사는 엄마에게 우유를 먹이라고 지시하지만, 이것은 아이에게도 엄마에게도 해만 될 뿐이다.

아기뿐만 아니라 임신부도 체중계를 의식할 필요가 없다. 임신부에게 올바른 체중의 증가라는 것은 없기 때문이다. 이런 경우에도 판단 재료로서 적절한 것은 수치가 아니고 질이다. 임신부가 영양이 풍부한 음식을 섭취하고 있다면 그것으로 된 것이지, 적절한 분량 등은 그다지 신경 쓰지 않아도 된다. 양은 자연히 조절되므로 이 점에만 주의하면 임신부는 체중 따위는 신경 쓸 필요가 없다.

눈금이 붙어 있는 우유병도 문제이다. 의사가 정해진 양만큼 우유를 먹이도록 일러주기 때문에 아기 엄마는 일정량의 우유를 아기에게 무리하게라도 먹이려고 한다. 대부분의 우유병에는 몇 가지 문제가 있어서 엄마가 어르고 달래서 강제로 먹여도 아기들은 대부분 토해버린다. 그 결과 엄마와 아기 사이에는 감정의 응어리가 남게 된다. 아기와 엄마 사이에 애정과 즐거움이 교류되어야 하는 식사 시간에 과도한 불안과 긴장이라는 바람직하지 않은 감정이 싹트게 되는 것이다. 한 가지 덧붙이자면, 우유를 먹고 자란 아기는 비만이 되기 쉽다.

체온을 측정하는 것도 그다지 의미가 없다. 아기가 아파서 병원에 전화를 하면 의사는 틀림없이 체온을 묻지만, 이 질문에는 별 의미가 없다. 고열이 동반되어도 무해한 병이 얼마든지 있기 때문이다.

예를 들면 장미진(피부에 발생하는 붉은색 발진)이 그것이다. 갓난아기에게 종종 나타나는 병으로 40도 가까운 고열이 나는 경우가 자주 있지만, 사실 열은 걱정하지 않아도 된다. 고열은 자연 치유의 과정이고, 하룻밤 자고 나면 대체로 나아지기 때문이다. 반대로 고열이 동반되지 않는 위험한 병도 있다. 결핵성 수막염은 생명을 위협할 수도 있는 병이지만 발열을 느낄 수 없을 뿐만 아니라 대부분의 경우, 정상 체온인 상태가 많다.

의사가 정말로 물어봐야 할 것은 아이의 기분이나 행동이 보통 때와 다른가 하는 등의 보다 내용 있는 것들이다. 체온에 집착하는 것은 의사의 권위를 나타내기 위함이고, 무의미한 '검온(檢溫) 의식'을 집행하는 것에 지나지 않는다. 그러므로 부모는 '아직 재지 않았다'라든가 '체온계를 찾을 수가 없어서' 같은 대답을 하면 된다. 가끔 이렇게 말하는 부모를 이상하게 여기는 의사도 있는데, 그럴 땐 그저 적당한 체온을 일러주면 된다.

수치 절대주의를 버리면, 그때 비로소 부모는 의사와 함께 아이를 병과 마주하게 만들 수 있다.

환자는 실험 대상인가

모든 건강 검진에는 환자가 의사에게 이용당할 위험이 항시 도사리고 있다. 몇 년 전 내가 어떤 병원의 외래 병동 소장으로 취임했을 때의 일이다. 그곳의 의사들이 아이 엄마에게 "배변 훈련을 시키고 있습니까?" 하고 꼬박꼬박 묻는다는 것을 알게 되었다. 그리고 네 살이 되도록 배변 훈련을 받지 않은 남자 아이들에게 방광경 검사까지 겸한 비뇨기 관련 검사를 행하고 있었다. 방광경 검사는 중장년의 방광암, 전립선암, 자궁암 등의 검진에 자주 이용되는 검사로 방광경이라는 일종의 내시경을 요도에서 방광 내에 삽입해 방광 내부의 이상 여부를 조사하는 것이다. 이 가혹한 검사를 이제 겨우 네 살밖에 안 된 아이에게 행하고 있었던 것이다.

나는 즉시 이러한 질문을 그만두게 했다. 그러자 얼마 지나지 않아 비뇨기과 부장에게서 전화가 걸려왔다. 그는 나의 친구였지만 매우 흥분하며 말했다.

"왜 그 질문을 못하게 해서 비뇨기 검사를 폐지하게 한 거야? 이 검사가 아니면 기질성 이상을 동반하는 어려운 병례를 찾을 수가 없잖아."

나는 이렇게 반론했다.

"그런 말도 안 되는 이유는 통하지 않아. 아무리 희귀한 증상이라도 방광경 검사보다 훨씬 안전한 방법으로 충분히 확인할 수 있다고."

그제서야 그는 자신의 본심을 털어놓았다.

"실은, 자네가 질문을 못하게 하는 바람에 내 전문의 실습생 교육 계획이 엉망이 되게 생겼어. 실습생이 자격을 인정받기 위해서는 매년 정해진 수만큼의 방광경 검사를 해내지 않으면 안 된다고. 1년에 150회 정도는 해야 하는데, 그 검사를 중지하는 바람에 할당량을 채울 수 없게 돼서 실습생들이 몹시 곤란해하고 있어."

실습 목표 달성을 위한 검사는 다른 전문 분야에서도 마찬가지로 이루어지고 있다. 심장학 실습생이라면 자격 인정을 받기까지 심장 카테테르 검사를 연간 최소한 150회에서 200회, 경우에 따라서는 500회까지도 해야 한다. 한 명의 실습생이 1년 간 이렇게 많은 횟수를 소화하기 위해서는 거리를 오가는 사람에게 "당신은 심장 카테테르 검사가 필요합니다"라고 선전이라도 하지 않으면 안 될 것이다.

연구의는 연구 대상을, 강의를 맡은 의사는 교재를 제각기 구하고 있다. 환자는 이러한 의사의 잠재적 위협에 노출되어 있는 것이다. 나는 환자의 치료는 임상의가, 연구는 연구의가, 강의는 교육 담당자가 맡는 분업 체제가 이루어져야 한다고 생각한다. 두 가지, 세 가지를 겸임하는 의사에게는 상당한 신중함이 요구되며, 이런 의사에게 진료를 받는 환자 역시도 상당한 신중함이 요구되기 때문이다.

건강 검진의 또 다른 목적은 환자를 확보하기 위해서이다. 가령 '의식'을 집행하지 못하면 의사는 고가 기기의 차용료를 지불할 수 없게 되어 일을 계속할 수 없게 된다. 의사에게 있어 환자를 안정적으로 확보하는 길은 건강 검진을 하는 것 외에는 없다.

『신약성서』에는 "다수가 불려와 소수가 선택되었다"라고 기록되어 있는데, 현대의 의과 대학은 그것을 '전원이 불려와 다수가 선택되었다'로 바꾸어버렸다.

원래 정기 건강 검진은 공장 노동자나 매춘부 같은 몸을 버리기 쉬운 직업을 가진 사람들에게만 권해졌다. 하지만 오늘날에는 미국 국민 전원이 적어도 연 1회는 정기적으로 건강 검진을 받도록 장려되고 있다. 그러나 약 반세기에 걸친 건강 검진의 역사를 돌아볼 때, 건강 검진을 충실히 받아온 사람이 그렇지 않은 사람보다 장수했는지, 혹은 더 건강했는지에 대해서는 정확한 검증이 이루어지지 않았다.

건강 검진에 확실히 동반되는 위험성을 고려하면, 의사를 멀리한 쪽이 오히려 건강할 것으로 여겨진다.

병을 만들어내는 사람들

환자는 의사에게 너무나도 많은 것을 맡긴다. 병원에 가는 것도 실은 자신의 몸 상태를 스스로 파악하지 않고 의사가 가르쳐주기를 원하기 때문이다. 자기 결정권이라는 소중한 권리를 스스로 포기하는 것이다. 의사가 병이라고 말하면 병, 정상이라고 말하면 정상 — 이런 식으로 의사가 정상과 비정상을 구분지어 주길 바라고 있다. 환자는 의사가 마음대로 정한 기준에 쉽사리 자신의 몸을 맡기고 있는 것이다.

그러나 의사의 판단을 전적으로 신뢰해서는 안 된다. 원래 건강에 대해 가장 무지한 게 바로 의사이다. 의사가 받아온 교육은 건강이 무엇인지를 이해하는 것이 아니라 단지 병을 판단하는 것이기 때문이다. 건강 검진에서도 실지로는 이상이 없는데 '이상 있음'이라고 판단을 내리는 경향이 의사에게는 있다. 그것은 의사가 하는 일이 건강을 발견하는 것이 아니라 병의 징후를 발견하는 것이어서, 인체의 생리에는 건강한 것과 그렇지 않은 것의 양면이 있어 그것이 상호보완적으로 연결되어 있다는 것을 그들은 알지 못하기 때문이다.

건강과 병은, 의사의 생각과 사정에 따라 어떻게라도 해석될 수 있다. 약의 조절은 의사의 처방 여하에 달려 있다. 이 방법을 사용하면, 환자의 주치의가 의도하는 대로 얼마든지 조작이 가능하다.

예를 들면 고혈압이라는 진단을 내릴 때, 의사는 정상 범위에 드는 것까지 경계형 고혈압에 포함시킨다. 이렇게 해서 상당한 양의 독한 약이 고혈압 치료라는 명분으로 사용되게 된다.

신장 측정에 있어서는 낮은 쪽과 높은 쪽의 각기 1~5퍼센트를 '고신장' '저신장'이라고 미리 정해놓고 어린아이 100명의 신장을 측정하기 시작한다. 거기에 해당하는 어린아이에게는 각각 거인병, 소인병 — 특히 하수체성(下垂體性) 소인병 — 이 의심된다며 '이상, 정밀 검사 필요'라고 진단을 내릴 수 있다.

설사약의 매상을 올리고 싶으면, 변비를 1일 1회 배변이 없는 상태라고 정의하면 된다. 그러면 국민의 대다수가 변비이든지 혹은 '경계형 변비'라고 진단받을 것이다. 그러나 배변은 주 1회 또는 2회 정도라도 문제가 없다고 정의해버리면 환자는 거의 없어지게 된다.

의사는 이상이 발견되지 않더라도 병을 만들어낼 수 있다. 100명의 어린아이를 검사해서 신장, 체중, 소변, 심전도를 측정하면, 통계상 '이상'이라고 여겨지는 아이가 반드시 나온다. 검사로 얻어진 평균으로부터 초과된 수치에 틀림없이 몇 명은 속하기 때문이다. 게다가 몇 가지 검사를 거듭하면, 전원이 어떤 검사에서 이상이라고 판명된다. 그 결과, 위험에 노출될 수 있는 갖가지 검사를 풀 코스로 받는 함정에 빠지게 되는 것이다.

의사는 과격한 치료를 좋아해

의사의 사리사욕에 대해서 환자는 경계를 게을리해서는 안 된다. 의사란 인체의 자연스러운 생리적 변화에 치료라는 명목으로 개입하여, 그 개입의 결과로 보수를 받고 세간의 평가를 얻는 존재이다.

환자를 그저 관찰만 하거나, 굳이 치료하지 않아도 자연스럽게 낫는다고 돌려보내거나, 다른 의사에게 가보라고 권유해서는 의사로서의 성공을 기대할 수 없다. 따라서 의사들은 어떠한 의료처치든 일단 실시하는 것이다. 또한 그렇게 하도록 교육받고 있다.

나는 지금의 의학계에서 살아남기 위해서는 다음과 같은 요령이 필요하다고 의대생들에게 충고하곤 한다.

"시험에 합격하고 의학부를 졸업해서, 다시 여러 가지 시험에 합격하기 위해서는, 시험 문제의 보기 중에서 가장 지나치다고 여겨지는 것을 정답으로 골라야 한다. 예를 들면, 코에 여드름이 생긴 환자에 대한 조치 문제에서 '당분간 상태를 관찰한다'라는 타당한 보기를 택하면 틀림없이 감점이므로, '환자의 두부를 절단해서 심폐장치에 접속하고, 동맥을 원래대로 연결하여 20가지 항생제와 스테로이드제를 투여한다'라는 과격한 내용의 보기가 있으면 그것을 선택해야 한다."

내 제자들의 대부분이 의사 면허 시험이나 전문의 시험 등에 합격한 것은 아마 이러한 지도 방법 덕이었을 것이다.

건강 검진을 받으면, 의사는 비록 경미한 것이라도 바로 이상한 점을 발견해낸다. 그 이상이라는 것이 병에 의한 것이든 아니든 관계가 없다. 어쨌든 병의 우려가 있는 '중증 예비군'이라고 진단하고 '중증 예비 증상'의 예방 조치로서 철저한 조기 치료를 받을 것을 지시한다.

혈당치에 조금이라도 변동이 있으면 당뇨병의 예비 증상이라고 겁을 줘 당뇨병 예비군으로 진단된 환자는 결국 당뇨병 치료제를 받아 귀가하는 처지가 된다.

근처에서 제트기가 날아 심전도가 흔들려도 심장병의 예비 증상이라며 협심증 예비군으로 진단한다. 귀가해서 협심증 치료제를 먹고 있으면 약의 부작용에 의해 몸과 마음에 현저한 이상이 나타나기 시작한다. 침침해지는 눈, 착란, 동요, 환각, 마비, 결국에는 간질 발작과 심각한 정신 장애를 일으킬 수 있다.

콜레스테롤 수치가 높다고 진단되면 '아트로미드'라는 약물이 처방되는 경우도 있다. 이 약에는 콜레스테롤을 저하시키는 작용이 있어 복용하면 확실히 콜레스테롤 수치는 낮아지지만, 동시에 여러 가지 부작용도 나타난다. 피로, 허약, 현기증, 근육통, 탈모, 침침해지는 눈, 떨림, 발한, 임포텐스, 성욕 감퇴, 빈혈, 소화성 궤양, 류머티스성 관절염, 홍반성 낭창(紅斑性狼瘡 : 결핵성 피부병의 일종) 등등.

어느 것 할 것 없이 의사용 설명서에 씌어 있지만, 의사는 이렇게 많은 부작용에 대해 일일이 알려주지 않는다. 특히 다음과 같은 내용에 대해서는 결코 발설하지 않는다.

"이 약의 복용으로 콜레스테롤 수치가 낮아지는 것이 관상동맥의 협착에 의한 사망률에 얼마나 영향을 미치는지에 대해서는 아직 정확히 밝혀지지 않았습니다. 과학적 조사에 의해 이 의문에 대한 답이 나오려면 적어도 몇 년은 더 기다려야 합니다."

이런 설명을 들은 뒤, 이 약을 복용할 환자는 아마 없을 것이다.

병의 조짐을 재빨리 발견해 바로 치료에 들어가는 전형적인 경우가 바로 혈압이 다소 높을 때이다. 혈압이 올라간 것은 진찰실의 의사 앞에서 긴장한 탓일지도 모르는데, 의사는 그런 것은 전혀 염두에 두지 않고 바로 강압제(降壓劑)를 처방한다. 그 강압제에는 어떤 효능이 있는가? 거의 아무런 효능이 없다. 그 대신 부작용은 두통, 졸음, 권태감, 구토, 임포텐스 등 실로 다양하다. 관상동맥질환 약물 조사반은 강압제에 대해서 다음과 같이 경고하고 있다.

"생명에 별 지장이 없을 정도의 심근경색, 폐색전증(肺塞栓症)과 같은 부작용을 수없이 일으키며, 복용했을 시 사망률을 저하시키기보다는 심한 부작용을 초래한다."

건강 검진에 얽힌 환상

의사가 건강 검진의 중요성을 선전하기 시작한 것은 세계 대공황에 즈음해서이다. 이유는 말할 필요도 없이 불황 타계 대책이었다. 치과에서도 같은 이유로 정기적인 치과 검진의 의의를 설명하면서 사람들을 치료실로 불러들였다.

얼마 전, 치과 의사회로부터 내 앞으로 이런 통지서가 날아왔다.

"아이는 세 살이 되면 치과 의사에게, 일곱 살이 되면 치열교정의에게 검진을 받아야 한다."

이 검진으로 도움을 받는 아이는 거의 없지만, 확실히 피해를 입는 아이는 헤아릴 수 없이 많다.

치과 의사가 사용하는 치아 진단장치는 각종 균을 충치에서 건치로 전염시키고, 또 치열교정이라는 특별한 기술은 그 효과가 아직 밝혀지지도 않았다. 어릴 때, 혹은 젊었을 때 치열교정을 받아 잇몸이 나빠진 사람도 많고, 치열교정을 권유받았으나 교정받지 않은 사람의 치아가 그 후 똑바로 자라 가지런해진 예도 얼마든지 있다. 다시 말해서, 치과 의사가 주장하는 정기 검진으로 환자가 이득을 보는 것은 아무것도 없다는 것이다.

내 경험으로는 의사, 특히 치과 의사는 정기 검진을 매우 강력하게 제안한다. 그들 중에는 지난 반년 간 검진을 받지 않은 환자는 응급 환자로 규정해 진찰하는 이도 있을 정도다.

환자를 속이기에 가장 좋은 방법은 환자에게 죄를 뒤집어씌우는 것이다. 의사나 치과 의사가 응급 환자를 멀리하려 하는 것은 이런 속임수를 사용할 수 없기 때문이다. 그들은 치료라는 명목하에 이루어지는 의식에 어떤 효과도 없다는 사실은 인정하지 않은 채, 이렇게 말하며 환자를 나무란다.

"왜 좀더 일찍 오시지 않으셨습니까? 좀더 일찍 오셨더라면, 이렇게 되지는 않았을 텐데……."

치료를 하는 데 있어 너무 이르다라는 것은 없노라고 의사는 말한다. 그리고 대부분의 사람들도 조기 발견, 조기 치료의 중요성을 믿고 전혀 의심하지 않는다. 하지만 다음과 같은 사실을 분명히 인식해야만 할 것이다.

환자가 병원에 찾아온다. 의사 쪽에서 보면 그것은 '치료해주십시오'라는 의사 표시를 하는 것이다. 즉 진통제 투여부터 수술에 이르기까지 치료 일체를 희망하고 있다고 보는 것이다.

환자에게 있어 더욱 불행한 일은, 의사가 수많은 치료 메뉴 중에서 보다 극단적인 치료 방법을 택하는 경향이 있다는 것이다. 그 경향이 지나쳐, 환자의 상태는 안중에도 없이 불필요한 치료를 무리하게 행하려 드는 의사도 있을 정도이다.

의사 중에는 '그냥 놔두면 자연히 낫는 병이지만 환자가 치료해달라고 간절히 원하니까'라고 환자의 핑계를 대는 의사도 있다. 이런 의사는 걸핏하면 환자가 약을 원하니까 할 수 없노라고 변명한다. 예를 들면 감기를 빨리 고쳐달라고 환자가 항생제를 요구한다거나, 관절이 아프다고 극약인 소염 진통제를 원한다거나, 혹은 10대 젊은이가 여드름이나 뾰루지를 고쳐달라며 호르몬제를 원한다고 말한다.

이런 경우 의사들이 순순히 책임을 인정할 리가 없다. 환자가 원하는 것은 배려와 정성이 담긴 치료와 자연 치유를 중요하게 여기는 치료이고, 약에 의존하지 않는 치료에 관한 정보 제공이다. 하지만 의사는 이러한 것들을 배려하지 않는다.

의사만 믿고 있어서는 안 된다

자기 자신을 지키기 위해서 환자가 알아두어야 할 것은 의사와 환자는 가치관이 다르다는 것과 의사의 기준이 절대적이지 않다는 것이다.

환자에게는 의사의 질문 하나하나가 중대한 병을 가리키는 것처럼 들린다. 하지만 의사는 환자의 그런 심리 따위는 안중에도 없다.

편도선 비대, 유아제(臍) 헤르니아(유아배꼽탈장), 특히 아무런 문제가 없는 심장잡음 등은 대부분이 여섯 살 이전에 없어지는 증상이다. 나는 담당 의사에게 이런 증상은 부모에게 알리지 말라고 지도하고 있다. 또 3세인 아이의 부모에게는 배변 훈련에 관한 질문은 되도록 하지 말라고 지시하고 있다. 의사에게 배변 훈련이 아직 끝나지 않은 것을 지적당하면, 부모는 자신이 뭔가 잘못했다고 생각해버리기 때문이다.

의사의 위험한 진찰로부터 자신의 몸을 보호하기 위해서 배워둬야 할 마음가짐과 대책은 이외에도 많이 있다. 물론 사고에 의한 부상, 급성 맹장염과 같은 긴급 사태라면 얘기는 달라진다. 그러나 이런 급한 치료를 요하는 사태는 의료 행위 전체의 불과 5퍼센트 정도에 지나지 않는다.

병의 자각 증세가 전혀 없다면 의사를 찾을 필요가 없다. 만약 자각 증세가 있거나 실지로 병인 경우에는, 그 병에 대해서 의사보다 더 많이 알아둘 필요가 있다. 병에 대해 공부하는 것은 그렇게 어려운 일이 아니다. 먼저 의사가 사용하는 책을 입수한다. 아마도 의사는 책의 내용을 거의 잊고 있을 것이다. 그리고 자신의 병에 대해 씌어진 일반인을 위한 책을 읽어본다. 정보 면에서 의사와 대등하거나, 혹은 그 이상의 입장에서 대화할 수 있도록 자신의 병에 대해서 될 수 있는 대로 많이 알고 있는 것이 중요하다.

검사를 받으라는 말을 들으면, 검사 내용을 조사해 그 검사로 무엇을 알 수 있는지에 대해 알아둘 필요가 있다. 그리고 의사에게 그 검사의 의의를 물어본다. 의사는 입을 다물겠지만, 혈액 검사나 소변 검사, 결핵 검사, 흉부 엑스레이 검사 같은 간단한 검사라도 그 의의에 대해서는 의견이 분분하기 때문에 거기서 얻어진 자료를 바탕으로 진단하는 것은 매우 위험한 일이다. 조사해보면, 특별한 의의는 거의 없다는 것을 알 수 있다.

자신의 몸을 보호하기 위해서는 무조건 의사에게 질문하는 것이 좋다. 대답하는 것도 있겠지만, 대부분의 경우 의사는 화를 낼 것이다. 그러므로 진찰실에서 쫓겨나지 않을 만큼만 질문하는 게 좋다. 의사가 어떻게 대응하는지에 따라 의사의 인간성을 짐작할 수 있고 어느 정도의 전문 지식이 있는지도 알 수 있다.

의사에게 질문하는 것은 의료 피폭으로부터 자신을 보호하는 데 도움이 된다. 최고의 방어는 말할 것도 없이 방사선을 맞지 않는 것이다. 특히 여성은 흉부 엑스레이 검사에 있어서 다음과 같은 점을 유의해야 한다.

50세 미만의 여성, 흉부에 특별한 증상이 보이지 않는 여성, 유방암으로 고생한 가족이 없는 여성 — 이러한 여성에 대한 엑스레이 검사의 의의는 인정받을 수 없다. 더구나 이 검사는 그 자체가 여성에게 유용한 것인지 아닌지까지도 의심하지 않을 수 없다. 여성의 신체 중에서도 유방은 특히 엑스레이에 민감하게 반응하는 부위이기 때문이다.

여성이라면 "임신했을지도 모릅니다" 하고 엑스레이 검사를 거부할 수 있다. 하지만 그렇게 대답하면 "그렇다면 임신 검사를……" 하고 그 즉시 대응하는 의사도 있으니 안심할 수 없다. 그런 경우 "임신 검사는 담당 의사에게 부탁하겠습니다"라고 말하고, 엑스레이 검사를 피하는 것이 좋다.

임신 중이거나 그럴 가능성이 있는 여성은 담당자에게 자신의 상태를 분명하게 전달해야만 한다. 임신부에게 불필요하게 엑스레이를 맞게 하는 의사나 치과 의사는 면허를 박탈해야 한다고 나는 생각한다.

의료 피폭을 피하기 위해서는 "엑스레이 검사가 정말 필요한가요?"라고 의사에게 물어 확인하는 것부터 설득과 애원까지 할 수 있는 방법은 다 써야 한다. 이렇게 해서 순조롭게 피할 수도 있지만, 경우에 따라서는 의사와 정면 대결을 해야 하는 상황도 벌어질 수 있다. 들것에 실려 방사선실로 끌려갈지도 모르기 때문이다.

인격을 무시하는 처사라고 항변해봐야 소용없다. 왜냐하면 이런 일들은 유순하고 다루기 편한 환자로 만들려는 의사들의 전형적인 수법이기 때문이다. 하지만 건강 관리는 자기 책임이라고 생각해야 한다. 들것에서 뛰어내리다 다리를 삐는 정도는 의료 피폭의 실질적인 피해에 비교하면 아무것도 아니니까 말이다.

의료 피폭을 피하고 싶다는 의사 표시를 했음에도 불구하고, 의사가 엑스레이 검사를 강요한다면 다음과 같은 질문을 해보는 것이 좋다.

"이 엑스레이 검사의 목적은 무엇입니까?"

"엑스레이 검사를 통해서 병이 발견될 가능성은 얼마나 됩니까?"

"좀더 안전한 방법으로 병을 발견할 가능성은 없습니까?"

"최소한의 방사선 양으로 검사할 수 있는 고성능 최신형 기구를 사용하고 있습니까?"

"환부 이외에는 방사선을 차단하는 보호대를 부착해주실 수 있습니까?"

"엑스레이 검사로 그 후 치료 방침이 바뀝니까?"

검사에 대해서 환자로서 충분한 설명을 요구하여 '이해와 선택'을 할 수 있을 때까지 의사에게 질문을 반복해야 한다. 그리고 엑스레이 검사의 필요성을 느꼈다면, 그 시점에서 필요한 만큼만 촬영하도록 해야 한다. '모처럼의 기회이니, 꼭' 등의 이유로 의사나 방사선 기사에게 필요 없는 엑스레이 사진을 찍혀서는 안 된다.

의사로부터 내 몸을 보호하기 위해서는

의사로부터 나의 몸을 보호하기 위해서는 거짓말하는 법을 익히는 것이 중요하다. 자신의 생명을 지키기 위해 의사에게 거짓말을 하는 것은 결코 비열한 행위가 아니다. 오히려 권위에 대응해서 살아남기 위한 방편으로 누구라도 꼭 익혀두어야 할 수단이다.

하지만 유감스럽게도, 실제 진찰실에서는 거짓말을 해도 피할 수 없는 상황이 있다. 그 대표적인 경우가 산부인과이다. 산부인과에서 임신부는 의사의 관리 아래 놓여, 임신 중의 체중 증가 제한을 비롯한 여러 조치가 취해진다. 초진시, 임신부 본인이 원하는 처치와 그렇지 않은 처치를 기록한 리스트가 산부인과 의사에게 제출된다. 삭모, 회음절개, 마취약을 이용한 무통 분만, 진통 촉진제를 이용한 진통 유발 등 희망하지 않는 처치들이 의사에게 사전에 전해지는 것이다. 임신부는 유도 분만이라는 최종 단계에 들어가서야 비로소 자신이 바라지도 않았던 처치들이 이루어지고 있다는 것을 눈치채게 된다. 분만 중이라 임신부가 거부할 수 없다는 것을 의사는 잘 알고 있는 것이다. 이러한 경우가 있기 때문에 상황에 쫓기기 전에 의사와 환자의 권위관계를 역전시켜, 환자는 될 수 있는 한 우위에 설 필요가 있다.

의사의 대답을 전적으로 믿어서는 안 된다. 의사가 말하는 것은 아무리 사소한 것이라도 모두 체크해두어야 한다. 중요한 정보에 대해서는 전부 살펴보고, 의사보다도 많은 지식을 쌓아두기를 바란다.

의사가 권하는 것은 마치 상품을 강매하는 것과 같으므로 무조건 신뢰해서는 안 된다. 의사가 누구를 위해서 얘기하고 있는지를 생각해 봐야 한다. 예를 들면 신생아학 전문의가 보육기에 들어 있는 신생아의 생존율이 올라갔다고 말한다면, 그 의사가 실은 문제가 있는 보육실에 근무하고 있는 것은 아닌지 의심해볼 필요가 있다.

세컨드 오피니언(주치의 이외의 의견)을 청해서, 주치의의 이야기와 다르다면 주치의에게 그 의견을 전달해야 한다. 의사의 분노와 반감이 무서워서 아무도 하지 않는 일이지만, 사실은 주치의를 시험해볼 수 있는 좋은 기회이다. 실례라고 생각되는 질문이라도 당당히 하는 것이 좋다. 그렇게 함으로써 의사에 대한 우리의 자세가 바뀌어지고 나아가서는 의료에 대한 우리 자신의 인식도 변화시킬 수 있다.

치료법을 결정할 때는 거기에 대해 잘 아는 사람을 찾아 이야기를 나눠보는 것이 좋다. 예전에는 의사가 지성과 교양이 넘치고, 사려깊은 사람으로 여겨졌지만 지금은 그렇지 않다. 병에 대해서 잘 알고 있으면서 상담 상대로 어울리는 사람은 같은 병을 앓았던 사람들이다. 또 친구나 주변 사람, 가족의 말에도 더욱 귀를 기울여야 한다.

의사는 "잘 알지도 못하는 사람들의 말은 믿지 말라"고 말한다. 하지만 그것은 잘못된 것이다. 의사는 자신의 권위를 지키려고 그렇게 말하는 것뿐이다. 병이라고 여겨지면, 바로 친구나 친척, 주변의 신뢰할 수 있는 사람들과 신중히 대화를 나누는 것이 중요하다. 그렇게 하면, 의사가 없어도 건강하게 지낼 수 있다는 것을 알게 될 것이다.*

---

* 미국은 1990년대 말부터 과잉 진료로부터 의료비를 억제하려는 방향으로 나아가고 있다. 그 결과 의료 제한 조치가 시행되어 의료의 질이 떨어지는 것이 문제가 되고 있다. 보험회사와 병원, 의사의 협정에 의한 관리 의료가 도입되어 입원 및 입원일 수가 제한되어 병상 수가 계속 줄고 있다. 경제적 요인으로 인해 돈이 들지 않는 의료라는 흐름이 조성되어 '하루 만에 끝내고 귀가하는 수술'의 위험성 등 여러 가지 폐해를 낳고 있다.

2 의사가 약을 처방할 때

항생제의 허구

의사가 된 지 얼마 안 되었을 때의 일이다. 세균성 뇌막염으로 고생하고 있던 어린 환자들에게 몇 시간 간격으로 페니실린을 정맥주사했더니, 기적적인 변화가 일어났다. 조금 전까지만 해도 생사의 기로에 섰던 어린 환자들이 거뜬히 의식을 회복하였고, 몇 시간이 지나자 자극에 반응하기 시작했던 것이다. 다시 며칠 후에는 걸을 수 있게 되었으며, 금방이라도 퇴원할 수 있을 정도로 회복되었다.

대엽(大葉)성 폐렴 환자들도 고열이나 심한 기침, 호흡 곤란, 떨림, 오한, 격렬한 가슴 통증 등의 증상으로 괴로워하고 있었다. 다행히 회복한 환자도 있었으나 대부분은 죽음에 이르렀다. 그러나 페니실린의 등장과 함께 이런 증상으로 고통을 겪어야 하는 일은 없어졌으며, 열이나 기침은 단 며칠 만에 가라앉게 되었다. 예전이라면 살 수 없었던 환자들이 짐을 정리하여 걸어서 퇴원했던 것이다. 나를 비롯하여 대부분의 의사들은 이 광경을 목격하고는 기적의 의료를 실감했다.

그러나 지금은 사정이 일변해 있다. 뇌막염과 대엽성 폐렴 환자는 거의 볼 수 없게 되었다. 생명을 위협하는 이러한 병에 의사가 직면하는 일은 거의 없게 되었으며, 설사 있다 하더라도 이미 정해져 있는 치료법대로 환자를 돌보면 된다. 기적이라며 매료되었던 당시의 흥분이 아직 남아 있기는 하나, 그 진기하고 귀중한 약제가 지금은 몹시 위험한 약제가 되어버리고 말았다.

현재 많은 의사들이 감기와 비슷한 증상을 가지고 있는 환자에게도 페니실린을 투여하고 있다. 그러나 페니실린이 효과를 나타낼 수 있는 것은 세균성 감염증에 한해서이며, 감기나 인플루엔자와 같은 바이러스성 감염증에는 투여를 한다고 해도 별 효과가 없다.

페니실린을 비롯한 항생제에는 다음과 같은 특징이 있다.

- 감기나 인플루엔자의 회복 기간을 단축할 수 없다.
- 합병증을 예방할 수 없다.
- 코나 목 안에 존재하는 균의 수를 감소시킬 수 없다.

즉 항생제는 감기에는 효과가 없다는 것이다.

감기나 인플루엔자에 대한 항생제의 작용이라고 할 만한 것은 안타깝게도 부작용뿐이다. 항생제를 투여받은 환자는 피부 발진, 구토, 설사, 발열, 과민성 쇼크 등으로 고통받을 뿐이다. 게다가 피부발진 같은 가벼운 부작용만 나타나는 환자는 겨우 7, 8퍼센트에 지나지 않는다. 페니실린을 주사받은 환자 중 5퍼센트의 환자가 과민성 쇼크를 일으켜 호흡 곤란으로 괴로워하는 모습은 보기에도 딱하다. 과민성 쇼크란 심혈관 이상, 발한, 의식 불명, 혈압 저하, 부정맥 등의 심한 부작용이 일시에 나타나는 것으로서, 본래 이들 모두는 페니실린에서 비롯된 당연히 치료해야만 하는 증상들이다.

페니실린 이외에도 위험한 항생제는 적지 않다. 클로로마이세틴(CM*)은 인플루엔자균(헤모필루스 속(屬)의 표준종)에 의한 몇 가지의 뇌막염과 장티푸스 증상에 효과가 있는 약이다. 그러나 그러한 병 이외에는 클로로마이세틴이 효과가 없는 경우가 대부분이다. 그 약에는 골수의 조혈 기능을 방해하는 치명적인 부작용이 있는데, 빈사 상태라면 그 정도의 부작용은 어쩔 수 없는 것인지도 모른다. 그러나 어린아이의 단순한 바이러스성 인두염, 인후염, 편도염 등 간단한 목의 염증 정도에 CM을 투여하는 것은 어떨까? 그것은 효과가 없을 뿐만 아니라, 골수 조혈 기능을 저해할 위험을 무릅쓰고 모험하는 것에 지나지 않는다. 골수의 조혈 기능이 저해되면, 다량의 수혈을 시작으로 하는 처치가 필요하게 되는데, 그렇게 되면 환자가 완전하게 회복할 수 있을지 어떨지도 장담할 수 없게 된다.

그럼에도 불구하고 어쩐 일인지 의사들은 목의 염증에도 아무렇지 않게 CM을 처방한다. 테트라사이클린계의 항생제는 외래 진료소나 개업의에게 인기가 있는 약제이다. 각종 세균성 증상에 효과가 있으며, 부작용도 적다고 여겨지고 있어 어린아이부터 각 연령대의 환자에게 폭넓게 투여되고 있다. 그러나 그 약의 부작용이 다양하게 나타나고 있으므

---

* 한국에서는 현재 CM을 거의 사용하고 있지 않다. 제약회사들이 생산을 중단했기 때문이다.

로, 그것을 알고 있는 의사라면 불가피한 경우를 제외하고는 당연히 처방하지 말아야 한다. 그 항생제의 중대한 부작용의 하나는 뼈와 이에 침착물을 형성하는 것이다. 뼈에 미치는 영향은 정확하게 지적할 수 없으나 어린아이의 경우, 치아에 황색이나 황갈색의 얼룩을 영구히 남겨버린다. 그것 때문에 신경을 쓰고 있는 부모들만 해도 아마 수십만, 수백만 명은 될 것이다. 어느 정도 감기 증상을 가볍게 해주기는 하지만 그 대신 지불하지 않으면 안 되는 대가를 생각한다면, 아마도 대부분의 사람들은 이 약을 복용하는 것이 썩 내키지 않을 것이다. 그러나 대부분의 의사들은 그렇게 생각하지 않는다.

의사들은 곧잘 이런 말을 하곤 한다.

"어린아이의 감기는 마이코프라즈마 폐렴으로 전이될 가능성이 있기 때문에, 테트라사이클린을 투여할 필요가 있습니다." 그러나 그것은 근거 없는 말이다. 마이코프라즈마라고 하는 것은 세균과 바이러스의 중간에 위치하는 자기 증식 기능을 가진 최소의 미생물인데, 어린아이 감기의 대부분이 그것에 의한 감염일 리가 없기 때문이다. 미국 식품의약청(FDA)은 테트라사이클린의 과잉 투여를 염려하여, 의사에게 주는 설명서에 그 약에 대한 다음과 같은 경고를 필히 명기하도록 제약회사에 요청했다.

"치아 발육기(젖먹이부터 여덟 살까지)에 있는 어린아이가 테트라사이클린계의 항생제를 복용하면 치아가 황색, 갈색, 또는 재색으로 영구히 변색될 우려가 있습니다. 그 부작용은 대개 장기 복용에 의하여 일어나지만, 단기간일지라도 반복하여 복용하면 생길 수 있음이 확인되었으며, 치아의 에나멜이 변질되는 것으로 보고되어 있습니다. 따라서 테트라사이클린은 다른 약제로는 효과가 없다고 진단될 경우, 또는 다른 약의 복용이 금지되어 있는 경우를 제외하고는 치아 발육기에 있는 어린아이에게 처방할 수 없습니다."

그러나 그 경고가 의사들에게 정말 효과가 있을지는 의문이다. 이렇게 말하는 이유는 의사들이 설명서에 눈길을 주는 일이 좀처럼 없는 데다, 설사 읽는다 하더라도 마음에 두지 않기 때문이다. 마음이 내키면 경고에도 불구하고 사용하고 싶은 약을 투여한다. 그것이 의사들의 안 좋은 습관인 것이다.

따라서 그 설명서처럼 사용 대상을 중증의 환자에 한한다는 구체적인 규정을 명기한다 하더라도, 의사들의 과잉 투약 습성을 고치는 것은 여전히 어려운 일이다.

항생제가 죽음을 부른다

항생제의 과잉 투여에 의한 부작용보다 더욱 무서운 것은 균교대증(菌交代症)의 발생이다.

균교대증이라고 하는 것은 항생제가 체내에서 특정 세균과의 싸움을 반복해가는 동안에 그 항생제에 대해 내성을 갖는 새로운 세균이 변종으로 만들어져, 그것이 더욱 심한 감염증을 일으키는 것을 말한다. 세균은 적응력이 강한 미생물로서, 약제에 접하면 접할수록 그 이후 세대의 세균은 그 약에 대하여 내성을 갖추게 된다. 일찍이 임질의 치료는 소량의 페니실린으로 충분했으나, 지금은 다량의 항생제주사를 두 번이나 맞지 않으면 낫지 않게 되었다. 경우에 따라서는 별도의 약품을 병용하지 않으면 치료가 안 되는 경우도 있다.

    1970년대 필리핀과 서아프리카에서 발견된 임질의 두 가지 변종은 페니실린에 대해 완전한 내성을 갖고 있었다. 현대의학이 그 임질에 대항하기 위해 더욱 강력한 항생제를 개발해 반격에 나선 것은 말할 필요도 없다. 이렇게 하여 등장한 것이 스펙티노마이신이다. 스펙티노마이신은 페니실린에 비해 6배나 비싸며, 게다가 치명적인 부작용까지 있다. 그러나 임질은 그 스펙티노마이신에 대해서도 내성균을 새로 만들어냈다.

    항생제를 무기로 한 현대의학과 세균의 싸움이 격화됨에 따라서 세균은 점점 힘을 얻고, 환자는 점점 쇠약해지며, 의료비는 점점 증대하고 있다. 이러한 사태를 불러들인 것은 항생제의 사용을 엄격히 제한하지 않으면 안 된다는 인식이 당시의 의사들에게 결여되어 있었기 때문이다. 의사가 항생제의 처방에 좀더 신중했다면, 이 정도의 심각한 사태에 직면하지는 않았을 것이다. 한 사람의 환자가 페니실린 등의 항생제를 필요로 하는 것은 일생 동안 기껏해야 3, 4회 정도에 지나지 않는다. 게다가 그것은 부작용의 위험을 감수할 정도의 가치가 있는 경우만으로 한정된다.

    문제는 의사의 대부분이 지금도 항생제 같은 강한 약을 환자에게 투여하고 있다는 데 있다. 미국에서는 매년 수만 명의 사람들이 감기로 병원에 다니고 있으며, 그들 대부분에게 약이 처방되고 있는데, 그 약의 반 정도는 항생제이다. 이 환자들은 이중 삼중으로 고통을 당하고, 현재의 불합리한 의료 체제에 얽혀들어 짜맞춰지고 있다. 감기에는 전혀 작용조차 하지 않는 항생제를 투여받고, 필요도 없는 의료비를 부담하며, 부작용 때문에 감기보다도 훨씬 심한, 때로는 죽음에까지 이르는 감염증까지 얻어 더 복잡한 치료를 받지 않을 수 없게 되는 것이다.

예전에 의사는 '치료의 대리인'이었으나, 지금에 와서는 '병의 대리인'으로 전락해버렸다.

현대의학은 경증 환자에게까지 안이하게 과잉 치료를 행함으로써 오히려 중증 환자의 치료에 유효한 치료법을 무력화시켜버리는 실로 어처구니없는 결과를 초래하고 말았다.

나를 포함한 대부분의 의사가 일찍이 자랑으로 여기고 있던 기적의 의료가, 이제는 다량의 약제를 함부로 투여하여 환자에게 해를 입히는 의료로 전락한 것이다.*

환자를 위한 약인가 제약회사를 위한 약인가

여기서 의학과 약의 역사를 되돌아보자. 1890년, 근대 세균학의 창시자인 독일의 로베르트 코흐(R. Koch)는 결핵균의 배양액으로부터 어떤 물질을 추출하여, 그것이 결핵 치료에 효과가 있다고 주장했다. 그러나 몇

---

* 미국의 전 병원에서 과잉 투여된 항생제의 규모를 연대에 따라 살펴보면 다음과 같다.
  1962년 9400만 달러
  1971년 2억1800만 달러
  1991년 30억 달러
  1997년 80억 달러(예측)
  ── 제프리 피셔의 『면역을 만드는 모든 것들』(1994)에서.

명의 환자에게 실지로 주사를 해보았더니, 환자의 상태는 오히려 악화되었으며 사망자까지 나오게 되었다.*

1928년, 트로트라스트(산화트리움의 현탁액(懸濁液))라고 하는 방사성 조영제(造影劑)가 장이나 비장, 림프절의 방사선 촬영에 처음으로 사용되었다. 그 약물이 극히 적은 양으로도 암을 일으킨다는 사실이 판명된 것은, 그로부터 19년 후의 일이었다.

1937년, 새롭게 개발된 항균제를 투여받은 어린아이들이 사망했다. 그 약제가 독성이 강한 화학물질로 오염되어 있었다는 사실이 후에 판명되었다.

1955년, 불활화(不活化)한 소아마비 바이러스를 포함한 예방주사(솔크 왁친)가 과잉 투여되어 죄 없는 유아들이 죽거나 빈사 상태의 중증 환자가 되는 사건이 100건 이상이나 발생했다.

1959년, 임신 초기에 탈리도마이드라고 하는 안정제를 복용한 임신부들로부터 독일에서는 약 500명, 독일 이외의 국가들에서는 약 1000명이 넘는 심각한 정도의 기형아가 탄생했다.

1962년, 트리파라놀이라고 하는 고지혈증(高脂血症) 치료제가 백내장을 비롯한 수많은 부작용을 일으킨다는 사실이 밝혀져, 시장에서 회수되었다.

약의 피해가 시정되는 것은 문제의 약이 시장에서 회수된 때이든가 아니면 제약(製藥)상의 잘못이 발견되어 규제가 강화된 때이든가 둘 중 하나이다. 그러나 약의 피해가 가져오는 참상은 여전히 계속되고 있으

---

* 코흐의 실험에서 얻은 물질은 구(舊)투베르쿨린이다. 현재 세계적으로 사용되고 있는 투베르쿨린은 정제 투베르쿨린(PPD)으로 불리고 있는 새로운 약제이다.

며, 규제는 완전하게 이루어지고 있지 않다. 강화된 것은 약의 규제가 아니라 오히려 유통기구 쪽으로, 의사를 중간에 내세워 제약회사 공장에서 만들어진 신약들이 아무것도 모르는 환자의 체내에 이전보다 더 대량으로 주사되고 있는 것이 현재의 상황이다.

교감신경 억제제의 일종인 레셀핀계의 강압제가 유방암의 발병률을 3배나 높이는 부작용이 있다는 것이 연구에 의해 판명되었다. 그러나 그 약은, 그런 일이 있는지조차 모르는 환자에게 지금도 변함없이 투여되고 있다.

또한 인슐린은, 당뇨병 환자를 실명시키는 원인으로 지적되고 있는 합성 호르몬제이다. 그러나 그 약은 '의학의 기적'이라고까지 극찬되었으며, 여전히 계속 사용되고 있다.

약물 남용이 초래한 비극

약이 의학이라는 과학의 순수한 산물이라면, 그 사용은 마땅히 건전한 판단에 근거한 과학적이고도 합리적인 행위가 되어야 할 것이다. 그러나 현실에서의 의학은 순수한 과학이라고 말할 수 없으며, 따라서 약도 과학의 순수한 산물이라고는 말하기 어렵다. 게다가 그 사용은 불건전하고 비과학적이며, 비합리적인 행위로까지 전락하고 말았다. 약이라고 하는 것은 현대의학이라는 종교의 신앙의 대상일 뿐 아무것도 아니다.

카톨릭에는 탄생시에 받는 세례 의식과 함께 성체 배령(拜領) ─

개신교에서는 성찬식 —— 이라고 부르는 매우 중요한 의식이 있다. 최후의 만찬에서 예수가 빵과 포도주를 가리키며 "이것은 나의 몸이며 나의 피이니라"고 말한 것을 근거로 한 의식으로 신자는 신부로부터 성스런 빵과 포도주를 입으로 받아, 그것으로 몸과 마음을 깨끗이 한다.

한편 현대의학에서 신자는 '약 남용의 의식'을 통해서 성스러운 약을 받아 몸과 마음을 깨끗이 한다. 환자는 그 의식에 의하여 어떤 체험을 하는데, 그것은 환자의 심신의 상태를 변화시킨다. 물론 이를 위해서는 환자가 의사의 지시대로 약을 복용하는 '신앙심'이 전제되어야 한다. 성체 배령에서 얻은 병의 치유와 고양이 암시에 의한 것임과 마찬가지로, 약 남용의 의식에서 얻는 약리 효과의 대부분도 암시에 의한 위약 효과가 가져온 결과이다. 사실 약의 위약 효과는 얼마든지 가능하며, 치료법에도 위약 효과에 의존한 것들이 많이 있다.

카톨릭이나 전통적인 종교의 의식이 사람에게 해를 끼치는 경우는 거의 없다. 그러나 의사가 집행하여 행한 '약 남용의 의식'은 사람을 죽음에 이르게도 하는 위험성을 갖고 있다. 실지로 의사가 투여한 약은 불법인 마약이나 각성제보다도 더 많은 사람들에게 위해를 안겨주고 있다. 미국의 의료 조사에서, 약물 남용으로 인한 사망률은 마약이나 각성제에 의한 것이 26퍼센트이며, 바륨과 바비추레이트계의 수면 진정제 등에 의한 것이 23퍼센트라고 보고되고 있다.

그러나 그 조사에는 두 가지의 문제점이 있다. 그것은 연간 2~3만 명에 이르는, 처방약의 부작용으로 인한 사망자 수가 계산되어 있지 않은 점과 사망자 수가 1만 명이나 차이가 난다는 점이다. 이는 본래의 사인이 약물 피해에 의한 것일지라도 의사가 적당히 둘러대어 속이고 있는지도 모른다는 사실을 나타낸다. 가령 말기 환자가 그 치료를 받지 않았다면 생존해 있었을 것이나 약물요법 도중에 죽은 경우, 의사는 부작용사(약물요법에 의한 사망으로 의료사(死) 중의 하나)가 아닌 병사로 진단한다. 보스턴 약물감시합동조사회는 입원 환자의 부작용사 비율이 급성 질환의 경우는 1000명 중 1명이고, 암, 심장병, 알코올성 간경변과 같은 위독한 만성 질환의 경우는 1000명 중 4명이라고 보고하고 있다.

여기서 놓치고 지나가서는 안 될 중요한 사실은 입원 환자의 대부분이 통원 단계에서 의사로부터 처방받은 약을 복용하고, 그 부작용이 원인이 되어 입원하게 된다는 것이다. 미국과 영국의 입원 환자 중, 적어도 5퍼센트의 환자는 약의 부작용이 원인이 되어 입원하고 있다고 추정되고 있다.

예방이 가능했던 이런 종류의 병에 적어도 30억 달러 이상의 의료비가 낭비되고 있는 것이다.

스테로이드제의 부작용

스테로이드제(부신피질 호르몬제)는 항생제와 마찬가지로, 본래는 중증 환자에게만 한하여 사용되는 것이었으나 근래에는 증세가 가벼운 환자의 치료에까지 투여되고 있는 극약이다.

부신은 대사를 조절하는 인체 최대의 장기이다. 따라서 이곳에서 분비되는 부신피질 호르몬은 체내의 거의 모든 장기에 직접 혹은 간접적으로 영향을 준다. 스테로이드제는 체내에서 바로 이 부신피질 호르몬과 유사한 작용을 한다.

일찍이 스테로이드제의 투여는 극도의 부신 기능 저하, 뇌하수체의 기능 저하, 홍반성 낭창(狼瘡), 궤양성 대장염, 한센씨병, 호지킨병(악성 림프종은 그 일종이다), 림프종 등과 같은 중증의 위독한 병에 한정되어 있었다. 그러나 현재는 단핵증, 여드름, 발진과 같은 아주 흔한 증상뿐만 아니라 볕에 탄 피부에까지 사용되고 있다. 게다가 이들 증상에 관한 진단이 그 정확성마저 결여되어 있을 때가 많다.

『의사용 약품 편람(*Physicians' Desk Reference*)』은 미국에 인가된 약을 일괄하여 정리한, 약의 성전이라고 부를 만한 책이다.

그 중에는 프레드니손이라는 스테로이드제에 대한 예비 지식과 부작용 리스트가 작은 활자로 2단에 걸쳐 잔뜩 기록되어 있다. 그 부작용 리스트에 올라 있는 대표적인 것들을 들어보면 다음과 같다.

고혈압, 근력 저하, 천공(穿孔)과 출혈을 동반할 우려가 있는 소화성 궤양(위나 십이지장 벽에 구멍이 뚫려 출혈하기도 하는 궤양), 외상의 치유 능력 저하, 발한, 어지럼증, 경련, 생리 불순, 어린아이의 발육 장애, 정신 장애, 녹내장, 당뇨병 등이다.

피부의 극히 사소한 발진을 억누르는 대가로 이런 비참한 부작용이 하나라도 나타난다면, 참으로 큰일이라고 사람들은 생각할 것이다. 그러나 의사 중에는 그렇게 생각하지 않는 사람들이 얼마든지 있다.

애틀랜타에 살고 있는 어떤 부인이 내 앞으로 보낸 편지의 사연도 그런 것이다. 그 부인의 스무 살 난 딸이 아직까지 생리가 없는데, 열한 살 때 손톱 끝에 발진이 생겼었다고 한다. 그래서 피부과에 데리고 갔더니, 의사는 프레드니손을 투여해주었으며, 그 후 3년 간 그 약을 복용했다는 것이다. 그 부인은 이렇게 쓰고 있었다.

"뭔가 딸에게 해줄 만한 일이 없을까요? 그때 피부과 의사가 프레드니손이 생식 기능의 변조를 가져올 우려가 있다고 설명해주었더라면, 나는 딸의 발진을 그대로 두었을 것입니다."

또한 오하이오 주의 젊은 여성이 기고한 편지에는 다음과 같은 체험이 씌어 있었다.

"옻이 올라 피부과에 갔더니 프레드니손을 투여해주었으며, 그 후 다시 케나로그라고 하는 별도의 스테로이드제를 주사해주었습니다. 극심한 두통, 근육 경련, 흉부 압박감, 자궁 내 출혈로 25일 간이나 고통받았습니다. 그래서 이번에는 산부인과에 갔더니 '자궁 내 출혈은 옻을 억누르기 위한 약 때문에 일어난 것이므로 자궁 내 소파 수술을 행할 필요가 있다'는 것이었습니다(자궁 내 소파 수술이란, 자궁 내막을 긁어내어 환부 조직을 제거하는 치료법이다)."

DES 소송 사건

1970년대 후반, 1000여 명의 여성들이 시카고 대학을 상대로 총액 7700만 달러의 손해 배상을 청구하는 집단 소송을 제기했다. 25년쯤 전에 합성 호르몬 DES를 본인의 동의도 없이 실험 투여한 것에 대한 소송으로, 이것은 시카고 대학에 커다란 충격을 안겨주었다.

이 소송은 나에게 있어서도 특별한 의미를 갖고 있다. 왜냐하면 나는 당시 시카고 대학 의학부에 재적하고 있었으며, 시카고 산원(産院)에서 때때로 연수를 받고 있었던 것이다.

유산이 염려되는 임신부들에게 DES를 사용하여 예방하는 실험이 행해지고 있다는 사실은 나도 들어서 알고 있었다. 그러나 그 즈음의 나는 현대의학을 마음속 깊이 믿고 있던 순진한 의과 대학생으로서, 내가 재적하고 있는 의학부를 신뢰하였으며, 교수들이 행하는 일은 틀림이 없을 것이라는 신념을 갖고 있었다. 그러므로 그 실험에 대해 어떤 의문도 품지 않았다. 그러나 나나 그 1000여 명의 여성들 모두는 시카고 대학 의학부를 처음부터 신뢰하지 말았어야 했다. 왜냐하면 교수들 자신들도 자신이 하고 있는 일이 어떤 것인지를 무엇하나 제대로 파악하지 못하고 있었기 때문이다.

1971년 하버드 대학 의학부의 아서 하브스트 박사는 DES 처치를 받은 엄마로부터 출생한 여자 아이에게 공포스러울 정도의 높은 확률로 질암이 발병하고 있다는 사실을 처음으로 발표했다. 그 후 남자 아이에게도 생식기 이상의 확률이 높다는 것이 발견되었다. 게다가 DES 처치를 받은 꽤 많은 수의 엄마가 암에 걸려 생사의 기로에서 괴로워하고 있음이 확인되었다.

의학은 사람을 치유하는 과학이라는 믿음을 갖고 있던 나는 완전히 환멸을 느꼈고, 이제는 어떤 심한 보고를 듣고도 놀라지 않게 되었다. 경구 피임약이나 갱년기의 여성이 사용하는 에스트로겐 등의 여성 호르몬제에 동반하는 부작용도 이미 표면화되고 있다. 그 당시에는 DES 처치가 태아에게 끼치는 악영향이 확실치 않았으나, 지금은 사정이 다르다. 그 후 DES에 관해 경종을 울렸던 하브스트 박사의 태도가 급변했다. 완전히 일변하여 'DES 처치에 의한 암의 위험성은 그다지 심각하지 않다'는 취지의 논문을 발표했던 것이다. 이런 일을 목격하고도 나는 그다지 놀라지 않았다. 하브스트 박사는 자신이 앞서 행한 발표로 의학계의 위신이 실추되어 결국 평상시에 처방하는 약의 위험성에 대해서도 의사가 얼마나 무지한지 세상에 폭로한 꼴이 되자, 이래서는 안 되겠다고 생각했던 것이다. 결국 난해한 의학 용어를 구사하고 궤변으로 포장하여, 약의 피해로 인한 사고가 약 때문이 아니며, 결코 위험하지 않다면서 세상을 기만하고 만 것이다.

그러나 중요한 것은 그런 것들이 아니다. DES의 인체 실험에 이용된 사실을 알게 된 딱한 엄마들과 장애를 등에 업고 태어나게 된 가엾은 어린아이들은 누구에게 하소연을 하란 말인가. 그들에게 납득이 가는 설명을 해주어야 할 것이 아닌가. 장애아들이 갖는 위험은 한치의 오차도 없는 100퍼센트의 위험이었다. 하브스트 박사 자신의 기록이 그것을 증명하고 있다.

인플루엔자 환자가 300명이 넘으면 의학계에는 대소동이 벌어진다. 그런데 DES로 인한 피해자가 300명이나 발생한 일을 그다지 대단한 일이 아니라고 말할 수 있는 것일까? 항생제만 해도 그렇다. 젖먹이 유아가 항생제를 정말로 필요로 할 확률은 10만분의 1도 되지 않는데도 의사는 안이하게 항생제를 계속 투여하고 있는 것이다.

경구 피임약과 에스트로겐은 안전한가

미국에서는 온갖 연령층의 여성에게 여러 종류의 합성 호르몬제가 투여되며, 수천만 명의 여성이 경구 피임약이나 에스트로겐이라는 형태로 이 약을 매일 복용하고 있다. 미국 식품의학청은 전국의 의사에게 40세 이상의 여성에게는 경구 피임약 이외의 피임 방법을 권장하도록 하였다. 1977년에는, 경구 피임약을 복용하고 있는 40세 이상의 여성에게 소책자를 배포하여 심장병을 앓을 위험성이 매우 높다는 것을 경고하도록 요청했다.

그러나 이러한 경고가 성과를 거두었는지는 의문이다. 왜냐하면 경구 피임약을 먹고 있는 여성은 40세 미만이 압도적으로 많으며, 40세 이상의 여성들은 정보가 충분히 전달되지 않았는지 아니면 위험을 각오하고 있는 것인지, 여전히 경구 피임약을 복용하고 있기 때문이다. 경구 피임약을 복용하고 있는 대상이 비교적 젊은 여성이라고 하여 그 위험성이 낮아지는 것은 아니다. 심장병뿐 아니라 간 종양, 두통, 우울증, 암 등을 일으킬지도 모르기 때문이다. 경구 피임약 복용자는 비복용자와 비교하면 심근경색으로 사망할 확률이 40세 이상에서는 5배, 30대에서는 3배이다. 그 밖의 병의 발병률을 연령을 불문하고 비교해보아도 뇌졸중 4배, 혈전색전증(血栓塞栓症 : 피가 굳어 혈관을 막는 증상) 5배 이상, 고혈압이 6배이다.

거대한 경구 피임약 시장을 유지하기 위해, 미국의 의사는 '경구 피임약의 복용은 임신보다 안전하다'고 여성들에게 가르쳤다. 그러나 이런 구실은 비논리적이며 비과학적이다. 경구 피임약의 위험성은 이미 표면화되어 있다. 그 위험성은 부자연스러운 화학물질이 여성의 몸의 제반 기능을 저해할 경우에 있다. 그에 비하여 임신은 자연스러운 생리현상인 것이다. 건강한 성인 여성이라면, 언제라도 임신에 대비할 태세를 갖출 수 있다.

경구 피임약의 복용은 병을 불러들이는 행위인 것이다. 게다가 임신의 위험성과 경구 피임약의 위험성을 비교한다는 것 자체가 과학적이라고 말하기 어렵다. 위험성을 비교하려면, 경구 피임약과 그 이외의 피임약의 위험성을 비교해야만 할 것이다.

미국에서는 경구 피임약을 복용하는 약 1000만 명의 여성과 더불어 폐경기에 있는 500만 명 이상의 여성이 에스트로겐을 복용하고 있다. 이 약은 담낭염과 자궁암의 발병률을 5~12배까지 높게 할 위험성이 지적되고 있어, 미국 식품의약품국으로서는 경구 피임약과 마찬가지로 의사와 환자에게 이를 경고하지 않으면 안 될 상황에 내몰리고 있다. 그러나 의사에 관한 한, 그 경고는 거의 무시되고 있다. 대부분의 병원에서 이 약은 폐경기의 불쾌한 증상을 예방한다는 이유로 일상적으로 사용되고 있기 때문이다.

에스트로겐은 젊음을 유지시켜 주고 미용에 효과가 있으며, 우울한 상태에서 벗어나게 해주는 것은 물론, 심장병을 예방한다는 등의 명목으로 투여되고 있으나, 실지로는 그러한 것들에 효과가 없다는 것이 입증되고 있다. 고령 여성에게는 골다공증이 예방된다고 하나 운동요법과 식사요법으로 골다공증은 충분히 예방할 수 있으며, 게다가 암에 걸릴 위험도 없다. 여성이 에스트로겐의 보충요법(ERT)을 받게 되는 계기는, 갱년기가 되어 우울한 상태가 될 때이다. 그러나 나이가 들었다고 모두 우울해지는 것은 아니므로, 의사는 에스트로겐 이외의 치료법을 찾을 필요가 있다. 혹은 약을 전혀 사용하지 않고 치료가 가능한지 어떤지를 생각할 수도 있다는…… 그만두자. 그런 것을 의사에게 기대한다는 것은 무모한 일일 것이다.

의사도 강압제를 복용할까

위험하지 않은 치료법으로도 충분히 효과를 거둘 수 있는 병에 대해서도 무수한 신약이 개발되어 환자에게 투여되고 있다. 강압제(降壓劑)가 처음 개발되었을 때도, 단지 그때까지 그런 종류의 약이 없었기 때문에 순식간에 인기 상품이 될 수 있었다. 덕분에 의사는 이전과 같이 "생활 습관을 개선하세요"라고 고혈압 환자에게 말할 필요가 없게 되었다. 강압제 처방전을 쓴 다음 환자에게 그것을 복용하게 하면 처치는 끝나는 것이다. 게다가 텔레비전이나 라디오, 잡지에서까지 제약회사가 강압제를 복용하도록 선전하고 있다.

그러나 의사는 '강압제의 복용은 고혈압에 반드시 필요한 치료법'이라고 역설하여 환자에게 그렇게 믿도록 할 뿐, 부작용에 관한 경고는 충분히 하지 않는다. 물론 부작용이 있다는 것을 의사들은 잘 알고 있다. 의학 잡지에는 강압제의 부작용을 완화하는 약품 광고가 곳곳에 실려 있다.

강압제의 부작용을 열거하면 다음과 같다.

발진, 수명(羞明 : 광선과민증), 어지러움, 허약, 근육 경련, 혈관 염증, 찌르는 것 같은 피부 통증, 관절염, 정신 장애, 의식 장애, 집중력 저하, 경련, 메스꺼움, 성욕 감퇴, 성적 불능(남성의 경우는 임포텐스) 등이다.

성욕 감퇴와 성적 불능은 남성만이 아니라 여성에게도 나타나는 현상이다. 강압제가 원인이 된 이 현상 때문에 괴로워하고 있는 중장년층이 상당수에 달할 거라고 생각된다.

이 세상의 어떤 치료법으로도 약이 원인이 되어 생긴 성욕 감퇴와 성적 불능은 치료할 수 없다. 이와 같은 강압제의 부작용을 모르는 의사는 자격 미달이다. 제약회사들이 그 부작용을 『의사용 약품 편람』에 전부 명기해놓았기 때문이다.

중대한 부작용을 알고 있으면서도 강압제를 투여하는 의사는, 혹시 자신이 고혈압이라는 것을 알게 되었을 경우, 자신도 과연 그 약을 복용할 것인가?

확실하게 고혈압은 위험한 증상이지만, 그렇다 하더라도 강압제를 안이하게 처방하는 의사는 식견을 의심받을 수밖에 없다. 투여받는 환자의 상당수는 투여가 필요한가 아닌가의 경계 영역에 속해 있으며, 부작용의 위험을 감수하면서까지 강압제를 복용할 정도로 혈압이 높을 리가 없기 때문이다.

어떤 연구에서 고혈압 환자의 경우 강압제에 의지하기보다 심신 이완(긴장 상태를 풀고 스트레스를 해소), 식사요법, 생활 습관의 개선 등을 선택하는 쪽이 좀더 효과적으로 혈압을 내릴 수 있는 방법이라고 보고되었다. 또한 심신 이완이 약물요법보다도 빠르게, 게다가 큰 폭으로 혈압을 내릴 수 있다는 사실을 입증한 보고도 있다.

거기에 체중을 줄이고, 염분 섭취를 억제하며, 곡물이나 콩, 과일, 야채 등의 식물성 식품을 섭취하고, 적당한 운동을 하는 등의 방법들이 약을 사용하는 것보다 훨씬 효과가 있으며, 게다가 안전하게 혈압을 내릴 수 있다는 보고들도 많다.

강압제를 복용하면서까지 무리하게 혈압을 내릴 필요는 없는 것이다. 진찰실이라고 하는 위험 지대를 탈출하면, 심신의 긴장은 자연스럽게 해소되고, 혈압은 곧 정상치로 돌아올 것이다.

신약의 수상한 계략

현대의학의 불문율에는 다음과 같은 것이 있다.
'신약은 부작용이 나타나기 전에 처방전을 써서 재빠르게 팔아치워라.'

관절염 환자에게 새로운 소염 진통제(항염증제)를 차례로 처방하고 있는 현재의 실태야말로 이런 불문율을 노골적으로 드러내고 있는 것이다. 이 현실이야말로, 현대의학의 치료가 병보다 위험하다는 것을 단적으로 나타내주고 있다. 지난 몇 년 사이에 새로 개발된 소염 진통제를 선전하는 기사가 의학 잡지에 홍수처럼 게재되었다. 제약회사는 재빠르게 판매 작전을 펼쳤고, 소위 의사라고 하는 사람들은 수백만 번도 넘게 이들의 약을 처방했다. 그 결과, 최근 몇 년 동안 소염 진통제에 의한 부작용이 신기록을 수립했다. 관절의 통증을 완화시켜야 할 이 약제는 항생제나 호르몬제와 마찬가지로 위험한 화학물질이었으며, 우리 몸에 투여되어 셀 수 없을 정도의 사람들에게 참기 어려운 격심한 통증을 안겨준 것이다.

'부타조리딘'이라는 약제의 의사용 설명서에 씌어 있는 내용을 인용해보겠다. 의사가 어떻게 이런 약을 투여하고 있는가 자칫 놀라기 쉬우므로, 주의해서 읽어주기 바란다.

"이 약을 환자에게 투여할 경우에는 더더욱 주의해주십시오. 사용법을 지키지 않을 시엔 중대한 부작용을 일으킬 위험이 있는 극약입니다. 복용 기간에 상관없이 백혈병을 초래한 부작용의 예가 여러 차례 보고된 바 있습니다. 환자의 대부분은 40세 이상이었습니다."

게다가 부작용으로 두통, 현기증, 혼수, 고혈압, 망막의 출혈, 간염 등 전부 92종의 예가 있다고 씌어져 있다. 이것으로 이 약의 투여는 환자에게 해를 끼치려는 의도적 행위라고밖에 달리 표현할 수 없게 되어버렸다. 설명은 다음과 같이 계속된다.

"환자에게는 주의하여 지시하고, 경과를 충분히 관찰할 필요가 있습니다. 특히 40세 이상의 환자에게 있어서 약에 대한 반응이 극심한 경우에는 주의를 요합니다. 효과가 인정된 범위 내에서 가능한 한 양을 제한해주십시오. 치명적인 반응을 일으킬 위험성과 사전에 예상할 수 없었던 효능, 효과를 비교 검토해주십시오. 또한 병의 상태는 이 약으로 변화하지 않습니다."

'예상할 수 없었던 효능, 효과'라고 하는 것은 그 약의 효능, 효과를 제약회사로서는 찾아낼 수가 없었다는 의미밖에 되지 않는다. 독자는 이 설명을 읽고 여러 가지 의문을 품었을 것이다. 왜 제약회사는 이런 위험한 약을 일부러 파는 것일까? 어떤 의사가 환자에게 이런 독물을 복용시키는 것일까? 제약회사에 관한 한, 답은 명백하다. 부타조리딘으로 수백만 달러를 벌 수 있기 때문이다. 그러면 의사는 어떠한가? 다음 세 가지의 추측이 가능하다.

1. 그 약제의 치명적인 부작용을 알지 못하거나 혹은 주의가 미치지 못하였다.
2. 제약회사로부터 예상치 못할 부작용이 있다고 주의를 받았으나 그다지 개의치 않았다.
3. 인간의 지혜를 초월한 현대의학이라는 종교의 성스런 신앙의 힘에 인도되어, 살아 있는 제물을 바쳐야 할 사명감을 느끼고 있다.

'나프로신'을 예로 삼아도, 현대의학은 도대체 어느 정도까지 인간의 생명을 희생양으로 삼아야 만족할 것인가 걱정하지 않을 수 없다. 식품의약품국은 제조원인 신텍스 사(社)가 안전성 검사 과정에서 실험 동물의 사망과 종양의 기록을 날조한 것을 밝혀냈다.

그러나 이 약을 시장에서 회수하는 작업은 극히 신중했다. 대단한 수고와 시간이 걸리는 행정상의 수속이 필요하다는 이유로!

약에 찌드는 아이들

교회가 지배하고 있던 중세 유럽에서는 정통에서 벗어난 사상이나 신앙을 신봉하는 이단자를 적발하여 처벌하는 이단 심문(審問)이 무성하게 행해졌다. 현대의학도 이와 같은 일을 하고 있다.

그 가장 대표적인 예를 들면 주의 결함, 다동성 장애 어린아이에 대한 약의 남용일 것이다. 행동을 억제하는 약은 본래 중증의 정신질환자의 치료에 한해 사용되는 것이다. 그러나 현재에는 덱세드린, 사이라트, 리타린 토프라닐이라고 하는 여러 종류의 약제가 100만 명 이상의 어린아이들에게 투여되고 있다. 그것도 주의 결함*, 다동성 장애나 경미한 뇌 손상이라는 애매하기 짝이 없는 진단에 근거하여 투여되고 있는 경우가 대부분이다.

정확한 검사가 가능하다면, 그 결과로 확인된 증상에 대해서는 의심의 여지가 없을 것이다. 그러나 주의 결함, 다동성 장애와 관련한 약 20종류의 증상을 가려내는 정확한 검사 방법은 실은 한 가지도 존재하지 않는다. 증상을 확정할 수 없는 검사는 증상과 같은 수이거나 혹은 그 이상일 만큼 많다. 의사는 이러한 의미 없는 검사를 통해, 전문가로서 그저 추측할 뿐인 것이다.

텍사스의 어떤 초등학교에서 실지로 있었던 일이다. 이 초등학교에서는 뇌 손상의 치료 명목으로 지급되는 정부의 보조금을 얻어내기 위하여, 적당한 진단 기준만으로 1년 동안 전교생의 40퍼센트를 '경미한 뇌 손상'으로 진단하여 보고를 올렸다. 2년 후 결국 보조금 지급은 중단되었는데, 언어 장애를 갖는 아동이 지급 대상으로 결정되자 경미한 뇌 손상을 가진 학생은 모습을 감추고 이번에는 35퍼센트의 학생이 '언어 장애'라고 진단되는 웃지 못할 일이 있었다.

---

* 미국에서는 전체 아동의 3~5퍼센트가 주의 결함, 다동성 장애라는 진단을 받아 매일 아침 등교 전에 리타린산(메틸페니데이트제제)을 복용하고 있다. 본래는 전신 자극제인 이 약에 어린이들의 행동을 억제하는 작용이 있는 것은, 어른에 대한 작용과는 상반된 약리 작용을 가져오기 때문이라고 설명되어 있다.

학교가 교직원의 급료, 서적 대금, 운동기구 구입 등의 보조금을 전용하여 쓰고 있었다면, 도둑이나 마찬가지이긴 하지만 그래도 아직 용서받을 수 있는 부분이 있다. 그러나 현실에서는 사정이 다르다. 어린아이의 의욕을 고취시키는 처치는 못할지언정 수업 중 어른같이 행동하지 못한다는 이유만으로 아동을 주의 결함, 다동성 장애라는 진단으로 낙인 찍어버리는 것이다. 그렇게 낙인 찍힌 어린아이들은 약에 매이는 신세가 되고 만다. 게다가 이때에 복용한 약에는 심각한 부작용이 있다. 어린아이의 성장을 방해하고 고혈압, 신경과민, 불면증을 일으킬 뿐만 아니라, 결국에는 약물 의존증을 초래하는 무서운 약품인 것이다.

서인도 제도에는 부두교라는 종교가 있다. 이것은 정령 신앙 의식에 기독교가 섞인 토착 신앙으로, 그 저주에 걸리면 혼이 없는 사체가 좀비가 되어 돌아다닌다고 하는 미신이 있다. 약물요법을 받은 어린아이들은, 마치 이 부두교의 주술에 걸린 것처럼 살아는 있으나 살아 있는 게 아닌 좀비처럼 되어버린다.

약은 확실히 어린아이들을 침착하게 만든다. 그러나 동시에 반응이 둔하게 되어 의욕은 감퇴되고, 밝은 모습은 자취를 감추고, 무기력하게 되어간다. 게다가 장기간에 걸쳐 관찰해보면, 약물요법이 어린아이에게 아무런 도움도 되지 않는다는 사실을 알 수 있다. 이런 종류의 약제 개발에 참가한 연구자들은 자신들은 이러한 현상과 직접적인 관련이 없다고 말하기 때문에, 결국 문제는 약 그 자체가 아닌 현장에서 움직이는 의사의 마구잡이 진단과 오진, 약물 남용에 있다고 주장한다. 만약 그렇다고 하더라도 자신의 손으로 개발한 약의 남용을 막는 노력을 게을리했다는 비판은 면할 수 없을 것이다.

어떤 의학 잡지에 세 페이지에 걸쳐 광고가 게재되었는데, 그 광고의 내용은 어떤 교사가 자랑스럽게 다음과 같이 말하는 것이었다. "정말 굉장한 일입니다. 이 약 덕분에 어린아이들의 글씨가 눈에 뜨일 정도로 예뻐졌습니다." 글씨를 잘 쓰게 만드는 비약의 발매는 인류 역사상 처음 있는 일인데, 그것은 대성공을 거두었다. 미국에서는 100만 명 이상의 어린아이에게 그 약이 투여되어 연간 수천만 달러에 달하는 막대한 수익이 제약회사로 굴러들어가고 있다.

현대의학이라는 종교의 이단 심문은 약을 남용하여 어린아이를 관리하는 의사에게서 확실하게 나타난다. 중세 유럽의 이단 심문은 정통에 속하지 않는 신앙과 행동을 윤리상의 죄로 단정할 뿐만 아니라 그것이 법률상의 죄, 즉 범죄라고까지 규정했다. 이단자는 교회에서 처벌받고, 이어서 세속적인 권위에 의하여 다시 벌을 받는다. 한편 현대의학이라는 종교의 이단 심문은 사회 생활로부터 일탈하는 행위를 병이라고 규정하고, 그러한 일을 하는 어린아이는 의사에 의해 약 남용이라는 형벌을 받으며 그들의 지배를 받는다.

원래 학교라고 하는 것은 학문적 지식을 일반인들이 공유할 수 있도록 하는 제도일 뿐만 아니라, 관리하기 쉽도록 사회성을 갖춘 인간을 만들어내기 위한 제도인 것이다. 그 목적을 달성하기 위해, 현대의학과 국가는 손을 맞잡고 다음과 같이 노력하고 있다.

1. 현대의학은 국가에 도움이 될 만한 적합한 행동 기준을 만든다.
2. 국가는 현대의학이 번영할 수 있도록 독특한 가치관(의료 신앙)을 만든다.

둘 다 국민의 건강 관리라고 하는 미명하에 행해지는 것이나, 국민의 건강은 현대의학에 있어서도 국가에 있어서도 이미 관심사가 아니다.

국가는 또한 현대의학이라고 하는 종교에게 '성수'에 대한 권위마저 빌려주고 있다. 현대의학에서 말하는 성수란, 예방 접종에 사용하는 왁친이나 임신부와 입원 환자에게 투여하는 정맥주사를 두고 이르는 말이다. 이 성수는 사람들의 의사와 상관없이 강요되어진다. 둘 다 99퍼센트는 필요하지 않은 것이며, 게다가 안전성에도 문제를 지니고 있다.

"나는 환자의 건강과 생명을 첫째로 생각하겠노라."

모든 의과 대학생이 암기하는 이 문장은, 서양 의학의 아버지라고 하는 히포크라테스가 남긴 선서로서 의학의 제1의 철칙이다. 의사는 환자에게 불이익이 될 만한 일을 해서는 안 된다는 의미이나 의사가 되고 나서 그 가르침을 실천하는 사람은 극히 적다. 의과 대학생은 이러한 가르침을 또 하나 배운다. "발굽소리가 들려오면, 얼룩말이 아닌 말이 왔다고 생각하라." 이 말이 의미하는 것은, 환자의 몸에 어떤 증상이 나타나면 논리적으로 생각하여 적절하고 확실한 판단을 내리고, 그것에 근거하여 증상의 원인을 생각하라는 것이다. 그러나 이 철칙도 의사가 된 후에는 꾸준히 실천하는 경우가 거의 없다.

이런 유장(悠長)한 철칙들을 성실하게 실천하고만 있어서는, 고가의 약품을 사용한 치료로 돈을 벌어들이는 의료 행위는 할 수 없게 된다. 그리하여 의사는 환자의 발소리를 들으면 '얼룩말이 왔다'고 생각하고 논리적으로 사고하지 않으며, 그렇게 해서 얻게 된 부정확한 판단을 근거로 치료에 임하게 된다. 어린아이가 수업이 지루하여 안절부절했다면 주의 결함, 다동성 장애라며 약을 주고, 운동 부족이 원인이 되어 관절이 굳어서 통증을 느껴도 약을 주며, 혈압이 조금 높아도 약, 코가 막혀도 약, 기분이 우울해도 약, 이것도 저것도 약, 약, 약……. 이처럼 의사 주위에는 언제나 얼룩말이 무리를 지어 달리고 있다.

의사가 얼룩말의 환상을 계속 쫓는 것은, 한마디로 고액의 보수로 연결된 제약회사와의 유착 때문이다. 제약회사가 파견하는 의약정보 담당자(MR)가 실지로 하는 일은 영업이기 때문에, 의사와 막대한 이익을 서로 나누어갖기 위해 우호관계를 유지하며, 판촉 활동의 일환으로 호화판의 접대는 물론 약의 샘플을 배포하느라 늘 의사와 접촉한다. 의사가 제약회사로부터 입수할 수 있는 약에 대한 정보는, 딱하게도 영업사원이나 의학 잡지의 광고로부터 얻는 것이 대부분이다. 치료 실험의 데이터(인가되지 않은 약을 의사가 환자에게 복용시켜 초래된 부작용을 조사하는 임상 실험의 보고 자료)가 되는 것 또한, 제약회사가 연구비를 지불하며 의사에게 일부러 제출을 부탁했던 것이 대부분이므로, 그 내용은 상당히 의심스럽다.

네 명의 노벨상 수상자를 포함한 저명한 과학자들로 구성된 위원회가 약에 관한 문제를 연구한 결과, 다음 두 가지 점이 판명되었다.

1. 모든 악의 근원은 임상 실험을 행하고 있는 의사와 연구자들에게 있다.
2. 신약의 임상 실험은 엉터리다.

미국 식품의학청은 임상 실험을 행하고 있는 의사를 무작위로 추출하여, 그 실험의 진행을 조사하는 느닷없는 검사를 시행하였다. 그 결과가 『미국 의사협회지(*JAMA*)』(1975년 11월3일)에 보고되었다.

1. 전체의 약 20퍼센트가 부정확한 분량을 사용하거나 데이터를 변조하는 등 온갖 부정 행위를 행하고 있다.
2. 전체의 약 30퍼센트가 실지로는 임상 실험을 행하고 있지 않다.
3. 전체의 약 30퍼센트가 진찰 기록과 다른 데이터를 사용하고 있다.
4. 전체의 약 30퍼센트만이 임상 실험 결과의 과학성을 인정받는다.

제약회사와 의사의 유착이 부패와 약물 피해의 원인이 되고 있다는 것은 명확하다. 그렇다고 하더라도 제약회사와 그 영업사원, 정부의 단속기구, 약을 달라고 조르는 환자에게까지 문제가 있다고는 생각되지 않는다. 왜냐하면 문제의 대부분은 의사에게 있기 때문이다.

의사는 의약품 정보를 보다 면밀히 검토해야 할 입장에 있으며, 임상 실험에서 중대한 부작용이 있다는 사실이 판명되면 약물 투여에 신중을 기해야 함을 본인들이 잘 알고 있다. 그럼에도 불구하고, 여전히 절제 없는 투약을 계속하고 있는 것이다. 의사는 여전히 정신적으로 자신들이 우월하다는 입장으로 환자를 대하며 성스러운 힘을 휘두르고 있는 것이다.

제약회사는 기업이기 때문에 그 목적은 엄연히 이윤 추구에 있다. 따라서 자신들의 제품을 가능한 한 높은 가격으로 많이 팔려고 하는 것은 어찌 보면 당연한 일이다. 그러다 보니 제약회사가 임상 실험, 인가, 유통 등의 과정에서 적당히 일을 처리하는 경향이 있는 것 또한 사실이다. 그러나 일단 시판하려면, 부작용과 금기(약을 투여해서는 안 되는 상황)에 관한 정보를 반드시 의사에게 알려주어야만 한다.

현실에서 제약회사는 약의 부작용과 금기에 대해 언급할 것을 요구받지만, 굳이 직접 나서서 반대할 필요조차 없다. 왜냐하면 그런 일은 미국 의사협회가 완벽하게 대행해주고 있기 때문이다. 의사는 환자와의 신뢰관계가 손상되면 안 된다는 명목으로, 환자에게 부작용을 지나치게 소극적인 표현으로 전달하든지, 혹은 완전히 숨겨버린다.

의사가 곧잘 하는 말이 있다.

"환자에게 약에 관한 설명을 일일이 하고 있자면, 아무리 시간이 많아도 모자란다." "환자가 부작용에 관하여 모두 알아버리면, 약을 절대로 복용하지 않게 된다."

의사가 지키고 있는 것은 환자 본인이 아니고 환자와의 신뢰관계이며, 게다가 그 관계란 환자에게 사실을 곧이곧대로 알려준다면 성립할 수 없는 것이다. 결국 의사와 환자의 신뢰관계라고 하는 것은, 환자의 맹신에 의존하는 것이다.

의사가 약에 연연하는 이유

"나는 환자의 건강과 생명을 첫째로 생각하겠노라."
의사가 히포크라테스 선서를 따르려면, 환자의 맹신에 의존해서는 안 될 것이다. 약의 부작용과 효능을 저울질할 때, 의사가 우선으로 고려하지 않으면 안 되는 것은 환자의 건강이다. 그러나 히포크라테스 선서는 현대의학의 부패한 윤리 규범에 의하여 일그러지고, 본래의 의도와는 다른 다음과 같은 철칙으로 바뀌었다.

"나는 '환자'가 아니라 '치료'를 첫째로 생각하겠노라."

이 새로운 철칙에는 약물요법이든 뭐든 간에 의사가 '치료'를 행하지 않으면, 환자가 해를 입는다는 기묘한 논리가 숨어 있다. 그 사이에 행했던 의료 행위가 효과가 있는지 어떤지는 문제가 되지 않는다. 치료의 의의를 의문시하는 것 자체가 성역을 침범하는 것이기 때문이다. 환자에게 해를 끼칠지 어떨지는 아무래도 상관없는 것이다.

치료를 받은 환자가 고통을 호소하면 의사는 이렇게 말할 것이다.

"병과 잘 싸우세요."

의사가 이런 말을 하는 것은 환자에게 어떠한 약제를 투여했기 때문이다. 의사는 '화학 덕분에 한층 좋아진 생활'이라는 슬로건을 '화학물질 덕분에 한층 좋아진 생활'이라고 편리한 대로 바꾸어서 약물요법의 보급에 악용하고 있다.

일반적으로, 의사가 약물요법에 의지하는 것은 경제적 효율성을 추구하기 때문이라고 생각되고 있다. 진찰하는 도중에 영양 상태, 근래의 운동 상황, 직업, 정신 상태까지 일일이 질문하고 있으면 받을 수 있는 환자의 수가 확실하게 한정되어진다. 그에 비해 약물요법은 어떤가? 처방 하나로 손쉽게 진찰을 소화해낼 수가 있다. 그리고 가능한 한 고가의 약을 선호하는 이유는 투약에 의한 '즉석요법'이 의사 자신에게도 돈을 벌게 해주고, 약제사의 주머니도 두둑하게 만들어주며, 제약회사의 이윤도 높혀준다는 사실, 즉 의료 관계자들에게 '즉효성'이 높다는 데에 있다.

그러나 의사가 약에 의존하는 데는 이런 영리주의뿐만이 아닌, 더 근본적인 원인이 있다고 나는 생각한다. 역사를 통해서 보면 의사들은 병의 치료에 관해서 늘상 완고하여 사리를 분간하지 못할 정도로 잘못된 생각을 품어온 것처럼 보이기 때문이다.

20세기의 의사가 약 남용의 의료에 전념하고 있는 것처럼, 19세기의 의사에게는 위생 관념이 없었다. 수질요법(거머리를 환부에 붙여서 피를 빨아내는 것)을 비롯하여, 사혈요법(혈관으로부터 일정량의 혈액을 빼내는 것), 다량의 설사약을 사용하는 요법 등 소름끼치는 처치를 당시의 의사는 효과가 있는 치료라고 굳게 믿고 행했던 것이다. 이렇듯 의료라고 하는 것은, 예나 지금이나 환자에게 위협을 주는 위험한 행위라고밖에 말할 수 없다.

이렇듯 의사의 지시에 따라 약을 복용하는 것은 대단히 위험한 일이다. 그러나 약에 대한 의사의 신앙을 더욱 깊이 파고들어가면, 현대의학이라는 게 마치 종교의 신학과 같다고 할 수밖에 없는 복잡한 문제에 다다른다. 그리고 그것은 기독교 신학의 부패한 일면이기도 하다.

서양 의학은 물론 세계의 모든 의학 체계의 대부분은 음식을 중시하고 있다. 서양 의학의 경우, 음식은 약물과도 같다. 그러나 통풍(痛風)이나 당뇨병, 고혈압 등의 치료에 사용되는, 임상영양학에 기초한 저염분, 저콜레스테롤 '식사요법'은 아직 확실히 체계화되어 있지 않으며 불완전한 상태이다.

미국의 의사는 식생활의 중요성을 처음부터 무시하며, 이것에 관심을 기울이는 의사는 이상한 사람이나 돌팔이 의사로 매도하고 만다.

한편 동양 의학에서는 음식이 인체에 미치는 영향을 생각하여, 일찍부터 그 지혜를 건강을 위해 활용해왔다. 또한 종교에서도, 인간의 정신 상태에 음식이 깊이 관계하고 있다고 여겨왔다.

그러나 서양의 종교, 특히 기독교는 음식에 관하여 현대의학과 전적으로 같은 생각을 한다. 현대의학과 기독교는 실지로 먹는 음식 대신에 의식적, 혹은 상징적인 음식을 숭배의 대상으로 삼고 있는 것이다. 기독교의 성전 『신약성서』에는 다음과 같은 가르침이 있다. "입으로 들어가는 것은 사람을 더럽히지 않는다. 입에서 나오는 것이 사람을 더럽히는 것이다"(마태오복음, 15장 11절).

유태교의 성전 『구약성서』에는 음식의 적합, 부적합이 정해져 있다. 유태교 뒤에 성립된 기독교는 자신의 성전인 『신약성서』에 『구약성서』를 덧붙여 이룬 것이나, 편견에 사로잡힌 기독교의 지도자들 중에는 유태의 음식 규정을 거부한 사람이 더러 있었다. 그들은 역으로, 음식의 중요성을 아예 부정하고 말았던 것이다. 현대의학은 그것에 초점을 맞춰 더욱 극단으로 내달았다고 하면 거의 틀림이 없을 것이다.

신체의 대사를 생각하면, 먹는 음식은 입으로부터 나오는 언어와 같은 정도로 중요한 것이다. 사실, 음식이 그 사람의 성격을 좌우하는 일조차 있다. 그러나 이런 주장을 하는 의사는 의학계에서 이단자라든가 이상한 사람이라고 눈총을 받게 된다. 현대의학에서, 성스러운 힘을 가진 '음식'은 혈액에 실려 전신으로 순환하는 화학물질밖에는 없는 것이다.

부작용 없는 약이 있을까

약을 중재하여 팔고 있는 의사라고 하는 이름의 성직자로부터 우리들의 몸을 지키기 위해서는, 현대의학이나 의사를 맹신하지 말아야 한다. '의사가 처방한 약은 위험하다' '안전한 약 따위는 없다'라는 생각을 가지고 진료를 받는 것이 자신의 몸을 위한 최선의 방법인 것이다. 세계 유수의 제약회사 '이라이 리리'의 창업자 이라이 리리 자신이 "독성이 없는 약은 이미 약이 아니다"라고 언급하고 있다.

특히 임신부에게 있어서 약의 복용은 태아까지 위험에 노출시키기 때문에 이중의 의미로 위험한 것이다. 임신부는 약과는 일체 인연을 끊지 않으면 안 된다. 자신에게 피해가 없는 것처럼 보여도 태아에게는 치명적인 경우가 많다. 태아에게 미치는 영향들은 무시된 채, 수백 종의 약들이 시장에서 나돌고 있는 것이 현재의 상황이다. 자식의 행복을 과학에 봉헌하며 부작용의 제1발견자가 되고 싶지 않으면, 급박한 상황이 아닌 한 임신부는 절대로 약을 입에 대서는 안 된다.

해열 진통제인 아스피린에 관해서도 마찬가지라고 말할 수 있다. 이 약은 그 약리 작용의 전부가 해명되지도 않은 상태에서 시판되었다. 그러나 이제는 너무 오랫동안 가정용 상비약으로 복용되어 왔기 때문에, 아스피린이 부작용이 있는 위험한 약이라는 주장이 이해가 되지 않을 정도다. 위의 내출혈이라는 비교적 자주 일어나는 부작용을 비롯하여, 출산 전 72시간 이내에 임신부가 이 약을 복용하면 신생아의 두피 내부에 출혈이 일어날 위험성조차 있다.

환자는 처방된 약을 복용하기 전에 그 약에 관해서 의사보다도 상세히 알아두어야 한다. 의사는 잡지의 광고, 영업사원, 팸플릿 등을 통해 약의 정보를 입수할 수가 있으나 환자는 그러한 정보를 얻을 수 없으므로, 약의 부작용이 기록된 종합적인 사전을 한두 권쯤 읽어두는 것이 좋다.

약의 작용과 부작용

현대에는 한 번에 여러 종류의 약을 복용하는 다제(多劑)병용요법이 많아졌다. 함께 복용하는 것에 따르는 위험성(약물의 상호작용)은 다음과 같다. 어떤 약이 1회 복용으로 장기 A에 3~4퍼센트, 장기 B에 2퍼센트, 장기 C에 6퍼센트의 확률로 부작용을 일으킬 가능성이 있고, 그 약과 함께 복용하는 약에는 장기 D에 3퍼센트, 장기 E에 10퍼센트 확률의 부작용이 인정되었다고 하자. 그러면 이 두 가지 약을 동시에 수차례 복용하면, 부작용을 일으킬 가능성은 거의 모든 장기에서 100퍼센트에 이르게 된다.

더욱 위험한 것은 약의 '상승 작용'이다. 한 가지 약의 부작용이 5퍼센트의 위험성에 지나지 않는다 하더라도, 함께 복용함으로써 부작용의 발병률이 2배, 3배, 4배, 5배로 증폭되어가는 것이다. 게다가 그 위험성은 발병률의 배가에 머무르지 않고, 강도마저 증폭시킨다. 복용 중인 약물을 의사에게 알려두는 것은 물론 대단히 중요한 일이지만, 다제병용요법으로 인하여 생기기 쉬운 약의 피해에 관해서는 의사의 지식에만 기대서는 안 된다.

약이 효과를 나타낼 때의 증상과 그 약으로 인해 일어나는 부작용이 같은, 말하자면 적응증(適應症)과 부작용이 같은 약제들이 있다. 이런 종류의 약제는 생각보다 많다. 그 중의 하나가 미국에서 기록적인 판매를 나타낸 정신 안정제(항불안제) 바륨이다. 이 약의 의사용 설명서를 보면 적응증과 부작용이 거의 같다는 것을 한눈에 알 수 있다.

1. 적응증 : 불안, 피로, 우울 상태, 격한 감정의 동요, 떨림, 환각, 골격근의 경련
2. 부작용 : 불안, 피로, 우울 상태, 격한 흥분 상태, 떨림, 환각, 근육의 경련

이런 약을 어떤 기준으로 처방해야 제대로 된 처방이라고 할 수 있을까? 이런 약을 투여하여 위에 열거한 증상이 계속되는 경우, 도대체 어떻게 하면 좋을 것인가? 부작용을 생각하고 투여를 중지해야만 하는가, 효능을 기대하여 용량을 늘려야 하는가? 이 약을 환자에게 복용시킨 의사는 도대체 무엇을 원하고 있는 것일까? 이해하기 어렵지만, 일단 다음의 세 가지 추측이 가능해진다.

1. 위험을 감수하면서도 이 약의 위약 효과를 기대하고 있는 것인가?
2. 환자의 증상을 증폭시키는 약을 투여함으로써, 그 증상을 성스러운 것으로 우러러 받들도록 하려는 것인가?
3. 원시적인 죄의 속죄 의식에 준하여 복용을 중지했을 때, 환자의 증상이 없어질 것을 기대하고 있는 것인가?

어쨌든 바륨제제는 연간 약 6000만 회나 처방되어 사상 최대의 판매를 기록하는 약제가 되었다.

약과 사이 좋게 지내기 전에

의사가 처방한 약을 복용하기 전에, 환자는 다음 사항을 의사에게 물어 두지 않으면 안 된다. "이 약을 복용하지 않으면 어떻게 됩니까?" "이 약에는 어떤 효과가 있으며, 그것은 어떻게 작용합니까?" "어떤 부작용이 있습니까?" "이 약을 복용해서는 안 되는 경우는 어떤 경우입니까?"

그러나 어떤 질문에 대해서도 의사로부터 만족한 대답을 끌어낼 수는 없을 것이다. 의사뿐만 아니라 약을 개발한 사람에게도 약리 작용의 대부분은 여전히 수수께끼 상태인 것이다. 가령 알았다고 해도, 약을 복용해야 되는지 아닌지와는 여전히 별개의 문제이다. 그러므로 의사가 하는 말을 그대로 믿어서는 안 된다. 의사는 부작용을 인정하면서도 "극히 미미한 정도니까 약과 사이 좋게 지내보세요"라고 그 위험성을 상당히 줄여서 설명한다. 이것은 『의사용 약품 편람』을 봐도 역시 마찬가지다.

위험성이 낮다는 게 곧 안전하다는 뜻은 아니다. 빙산을 용케 피한 배가 해면 아래의 얼음을 미처 눈치채지 못해서 침몰할 수도 있다는 것이다. 복용한 약은 러시안 룰렛보다 위험하다. 왜냐하면 약제를 복용한 경우에는 필히 어떤 종류의 부작용이 일어나기 마련이며, 몸은 확실하게 좀먹어 들어가기 때문이다.

의사는 이 점에 관하여 신중하게 고려하지 않고 '환자에게 우선 어떤 종류의 치료라도 하라'는 판단 기준에 따라, 그저 약을 처방할 뿐이다. 그러므로 "경구 피임약은 임신보다 안전합니다"라는 등의 무모한 말을 진실인 양하고 있는 것이다.

그러므로 약의 위험성은 환자 본인이 판단할 수밖에 없다. 본인만 알 수 있는 몸 상태에 주의하여 약의 복용 유무를 정해야 한다. 있을지 없을지 의심스러운 약의 효능을 믿고, 부작용의 위험을 감수하면서까지 복용할 필요가 있는 것인지 어떤지를 판단하는 것은 결국 자기 자신인 것이다.

잊지 말아야 할 것은 환자가 약의 복용을 거부할 수 있다는 사실이다. 자신의 생명이 걸려 있는 것이다. 항상 자기 자신에게 되뇌어 명심해두지 않으면 안 된다. 복용에 불안을 느끼면, 곧 의사에게 따져 물어야 한다. 그래서 복용하고 싶지 않다는 사실을 의사에게 어떻게든 이해시킬 수 있도록 노력해야 한다. 의사와 진지하게 이야기해보면, 의사의 판단이 엉터리라는 것을 알게 될 것이다.

조사한 결과, 부작용을 능가하는 효과가 있다는 사실을 알았다 하더라도 안심하기에는 아직 이르다. 자신의 몸을 지키기 위해서는 그것만으로는 불충분한 것이다. 의사의 지시가 『의사용 약품 편람』에 씌어져 있는 복용상의 주의와 다른 경우에는 의사에게 따로 질문을 하지 않으면 안 된다.

"약은 의사의 지시대로 복용해야 가장 큰 효과를 본다."

의사로부터 이런 교과서적인 대답을 들을 게 뻔하나, 그 순간 의사는 약의 피해로 인한 사고와 연결되는 실수를 범하고 있는 것이다.

의사의 지시에 따르지 않으면 안 되는 이유가 있다면, 그것은 약을 복용하는 중에 부작용이 생기지 않도록 의사가 약리 작용을 감시하기 때문이다. 그러나 복용상의 주의 사항을 명기해두기 때문에 의사라면 누구나 당연히 알고 있는데도, 그 의무를 다하는 의사는 그다지 많지 않다. 따라서 자신의 몸이 어떠한 반응을 나타내고 있는가를 확실하게 아는 것은 환자 본인밖에 없다.

약의 작용을 감시하는 것은 환자의 몫이다. 우선, 본인 외에는 알 수 없는 복용 중의 기분 등을 정확하게 메모해둔다. 그리고 사소하다고 생각되는 부작용이라도, 부작용이라고 느끼면 곧 의사에게 연락한다. 확실한 자기 관리만이 스스로를 도울 수 있는 길이다. 부작용이 발견되면 복용을 중지해야 한다는 것을 의사들은 알지 못한다. 부작용이 일시적으로 나타나는 약도 있으며, 환자의 입장에서도 그 정도의 부작용으로 복용을 중단하고 싶지 않을지도 모른다. 그러나 증상이 심각하다면 의사의 연락을 기다리다가 처치가 늦어질 수 있으므로 곧 병원 응급실로 가야 한다. 이렇게 해두면 자신을 지킬 수 있을 뿐만 아니라 의료 소송이 발생했을 때에도 만전을 기할 수가 있다.

환자가 부작용을 호소하거나 특정의 약을 거부하면, 의사는 다른 약을 처방하는 경우가 종종 있다. 그러나 다른 것은 이름뿐, 주된 작용은 같으므로 철저한 주의가 필요하다. 의사가 이러한 처치를 하는 것은 약에 대해 거의 모르고 있든가, 환자를 속이고 있든가, 둘 중 하나인 것이다.

약의 피해로부터 아이들을 지키려면

산만한 어린아이에게 학교와 의사가 치료를 권유해오면, 부모는 단호하게 어린아이를 지키지 않으면 안 된다. 여러 방법 중에서 처음에는 간단한 방법부터 시작하여 차례로 대책을 강구해가는 것이 좋다. 그러나 간단한 방법이라 해도, 임기응변과 테크닉이 필요하며 어린아이를 다루는 방법에도 조금 수정을 가해보는 것이 좋을 것이다. 담임 교사와 면담할 때에는 다음의 사항을 명심해두길 바란다.

1. 부모는 약물요법 이외의 해결책을 원하고 있다는 확실한 의지를 표시한다.
2. 어린아이의 어떠한 면이 주의 결함이나 다동성 장애에 해당되는 것인지 솔직한 의견을 구한다.
3. 가정에서 어린아이에 대한 교육을 어떻게 하면 수업에 적응하는 데 도움이 될 것인가에 대한 조언을 구한다.

단, 우는 것도 하나의 방편임을 잊어서는 안 된다. 교사의 조언을 잘 들어보고 그것이 타당하다고 판단되면 그대로 실행해야 하지만, 가정의 관습과 전통이 희생되는 조언이라면 굳이 실행할 필요가 없다. 단 교사에게 있는 그대로 이야기하지 말고 "선생님의 조언 덕분에 우리 집 아이가 눈에 띌 정도로 좋아졌습니다"라고 말해둔다면 일이 복잡해지지 않을 것이다. 아마 이 정도로 문제의 대부분은 해결될 것이다.

아이의 엄마로부터 이런 말을 듣게 되면, 교사는 정말로 아이가 좋아졌다고 생각할 것이고, 그때부터는 기대를 담은 시선을 아이에게 보낼 것이다. 교사의 기대는 그 아이에게 영향을 주게 되고, 그로 인해 아이의 행동이 실지로 좋아지게 된다. 어른들도 누군가에게 기대어린 시선을 받으면 그 실현을 위해 애쓰려는 경향이 있는데, 하물며 어린아이야 말할 것도 없다. 교육 전문가 혹은 할머니와 같이 경험과 지혜가 있을 뿐만 아니라 신뢰할 수 있는 사람에게 상담을 청하는 것도 좋은 방법이다. 또한 교육 환경을 바꾸어보는 것도 하나의 방법이다. 부모는 자녀가 의사의 진단을 받기 전에 자녀와 교사의 사이가 어떤지도 알아보아야 한다. 경우에 따라서는, 전학이 해결의 열쇠가 될 수도 있을 것이다.

실지로 어린아이의 행동이 병적인 증상을 나타낸다면 '화인골드식 식사법'을 시도해보라고 권하고 싶다. 대부분의 가정에서 효과가 입증된 식사법으로, 제창자인 벤 화인골드 박사는 카이저 재단의 알레르기 진료소의 연구원이자 소아과 의사이다. 박사의 식사법은 합성 착색료 등의 합성 첨가물과 일부 가공 식품을 일체 먹지 않는 것으로, 그들 식품이 포함하고 있는 어떤 물질이 특히 과민 체질의 어린아이에게 자극을 준다는 판단에 기초하고 있다. 이는 이치에 맞는 생각이지만, 약물요법의 신봉자들로부터 심한 공격을 받고 있다.*

주의 결함, 다동성 장애로 판정받은 어린아이를 약물 남용으로부터

---

* "설탕에는 일부의 어린이들을 산만하지 않게 만드는 작용이 있다"며 미국의 영양학협회는 화인골드식 식사법을 비판했다. 그러나 그 조사의 스폰서가 설탕협회였다. (『미국 영양학협회지』 1994년 가을호)
1995년, 미국 소아과학회는 설탕협회로부터 5만 달러, 식육협회로부터 7만 달러의 기부금을 받았으며, 어린이용 영양 교육 비디오를 작성했다. (『에이미 오가나(채식주의지(誌))』, 1995년 10월)
미국 소아과학회는 주의 결함 및 다동성 장애에 관한 약물요법을 지지하였으며, 식생활과 영양에 관해서는 전혀 언급하고 있지 않다. (「주의 결함 및 다동성 장애에 대한 약물요법」, 『미국 소아과학회』 1987년 11월)

지키는 방법은 의사와 떨어뜨려놓는 것밖에 없다.

　의사라고 하는 사람들이란 처음에는 부모의 이야기를 들어주면서 "학교 선생님과 상담하여 환경을 바꾸어보는 것도 좋은 방법입니다"라고 말하지만, 종국에는 반드시 약물요법을 권해오기 때문이다.

상식을 저버리는 의사들의 논리

의사가 어떻게든 약을 처방하려고 하는 것은 어린아이의 치료에서뿐만이 아니다. 환자가 어른인 경우에도, 게다가 약물요법을 거부한다 하더라도 의사들은 들을 생각조차 하지 않는다. 왜냐하면 그 이외의 치료법을 알지 못하기 때문이다. 약을 사용하지 않는 치료법이 있다는 사실을 의사들은 믿으려 들지 않는다.

　약물요법을 싫어하는 고혈압 환자에게는 우선 운동요법으로 체중을 줄이라고 할지 모르나, 그것이 의사의 본심은 아니다. 두 가지 이유 때문이다. 우선 의사들이 운동요법 등의 효과를 절반은 믿지 않고 있다는 사실, 또 하나는 영양이라든가 생활 습관의 개선에 관해서 환자에게 조언을 할 수 있을 정도의 지식을 갖추고 있지 않다는 사실 때문이다. 정확한 지식을 지니고 있는 의사도 없지는 않으나, 50명에 1명 정도에 불과하다.*

---

* 미국의 의과 대학에는 학부 4년을 통틀어 영양학 강의는 3시간 정도밖에 없다(3학점이 아니다). 게다가 필수 과목도 아니고, 의사 면허 시험에 영양학에 관한 시험이 없기 때문에, 대부분의 의과 대학생은 그 강의를 이수하지 않아, 영양에 대해서는 전혀 모르는 채로 의사가 된다.

환자의 입장에서 보면 약을 사용하지 않고 치료하기를 원하는 것은 당연한 일이다. 그러나 의사의 입장에서 보면 그것은 당치도 않은 요구인 것이다. 의사의 기준과 환자의 기준은 아무래도 서로 양립될 수 없다. 그러나 이런 일은 별로 놀랄 만한 것도 아니다. 원래 의료 윤리와 일반 상식이 서로 양립될 수 없는 것이기 때문이다.

수술 도중에 환자의 배 안에서 이전의 수술에서 잃어버렸던 거즈가 발견되고, 그것이 원인이 되어 환자가 사망한 경우를 생각해보자. 일반 상식으로는, 환자의 가족에게 그 사실을 먼저 알리는 게 순서다. 그러나 외과 의사는 수술에 참가한 전원에게 "이 일은 누구에게도 말해서는 안 된다"고 입 조심을 명한다. 이 명령을 무시한 간호사가 유족에게 진상을 전한다면, 그 간호사는 바로 해고될 것이다.

『신약성서』에는 강도에게 습격을 받아 상처를 입은 사람이 사마리아 사람으로부터 극진한 간호를 받아 생명을 건졌다는 일을 예로 들면서 병이나 상처로 괴로워하고 있는 사람이 있으면 나아가 구원의 손을 내밀라는 가르침이 있다(루가복음, 10장).

미국에는 여기에서 힌트를 얻어 '어진 사마리아 사람의 법'이라 불리는 구조자 면책법을 정한 주가 있다. 이것은 부상자에게 응급처치를 실시한 사람이 실수를 범했을 경우 면책되는 법률로, 의사에게만 적용된다.

의사가 우연히 사고를 만나 사고 현장에 있게 되었다고 하자. 상식은 그 의사가 곧 구조에 전력을 다하는 것이지만, 의료 윤리에 따르면 의사는 우선 그 주에서 '구조자 면책법'이 시행되고 있는지 아닌지를 확인해야 한다.

현대의학의 윤리는 전통적인 사회 윤리와 다를 뿐만 아니라, 전통적인 종교 윤리와도 거리가 있다. 신흥 종교는 자기와 대립하는 종교의 윤리와 신앙에 결함이 있다는 것을 증명하려고 애쓰는 경향이 있다. 이는 현대의학교에서도 마찬가지인데, 현대의학은 약을 사용하지 않는 의사를 '약의 남용이라는 의식'을 거부했다는 이유만으로 이단자로 간주하며 돌팔이 의사라고 매도한다.

현대의학의 계율은 매우 엄격하여, 의학 박사 학위를 가진 사람은 이단자와의 친교는 물론 말조차 해서는 안 되도록 되어 있다.

환자에게 위험한 약을 투여하고 있는 의사는 이러한 종류의 인간들인 것이다. 이를 명심한다면, 자신의 몸은 자신이 지키지 않으면 안 된다는 것을 비로소 깨닫게 될 것이다.

3   의사가 메스를 잡을 때

의미 없는 수술이라니

20세기 후반의 의학이 후세에 전해질 때, 다음의 두 가지 사실이 화제가 될 게 분명하다. 하나는 약의 남용이고, 다른 하나는 지나치게 빈번하게 행해지는 수술이다. 기적이라고까지 칭찬받던 페니실린이나 코티손이 약의 남용이라는 의료를 탄생시켰으며, 살아 있는 신체를 메스로 갈라 벌리는 만행이 매년 수백만 회나 연중행사처럼 행해지고 있는 것이다.

일찍이 미국 의회 소위원회가 제출한 자료에는, 미국 내에서 행해진 수술 실태가 다음과 같이 보고되고 있다.

"매년 240만 회 이상이나 필요도 없는 수술이 시행되고 있으며, 그 때문에 40억 달러 이상이 낭비되고 있다. 수술 중 또는 수술 후에 사망한 연간 25만 명에 다다르는 환자 중, 5퍼센트에 해당하는 1만 2000명 이상의 사망자는 불필요한 수술의 희생자이다."

독립기관인 건강조사그룹의 조사에 의하면, 필요하지 않은 수술이 연간 300만 회 이상이나 시행되고 있으며, 그 수는 전체 수술의 11~30 퍼센트를 차지하고 있다고 한다. 나는 수술의 90퍼센트 정도에 시간, 노력, 비용이 모두 낭비되고 있을 뿐만 아니라, 무엇보다도 수술 그 자체가 존귀한 생명을 빼앗는 결과를 초래한다고 생각하고 있다.

수술을 권장받은 환자를 대상으로 조사한 연구에 의하면, 그 대부분에게서 수술의 필요성이 인정되지 않았을 뿐만 아니라, 조사 대상이 된 전체 환자 중 반수가 원래 의료처치 그 자체가 불필요했던 것으로 판명되었다.

수술로 절제된 조직을 조사하는 위원회가 결성되자, 그 결과 놀랄 만한 통계가 발표되었다. 어떤 병원에서는, 위원회가 결성되기 바로 전해에 262차례의 충수 적출 수술(맹장 수술)이 행해졌으나, 다음해에는 178회로 감소했고 불과 몇 년 만에 62회까지 격감했다. 그 결과 '정상적인 충수'가 적출되는 비율이 55퍼센트로 반감했다. 마찬가지의 현상을 다른 병원에서도 볼 수 있었으며, 위원회의 결성을 계기로 이러한 적출 수술이 3분의 2나 감소한 병원도 아울러 보고되었다. 단지 위원회를 구성하는 멤버가 모두 다 현대의학이라는 종교를 신봉하는 의사들이라 그들이 효과가 있다고 믿어 의심치 않으며, 게다가 빈번하게 행해지고 있는 암 수술이나 관상동맥 바이패스 수술, 자궁 적출 수술 등은 조사 대상에 넣지 않았다.

필요도 없는 수술의 피해를 제일 많이 받고 있는 것은 바로 어린아이들이다. 편도(편도선) 적출 수술은 미국에서 일상적으로 행해지고 있는 수술 중의 하나로, 어린아이들의 수술의 약 반수를 차지하고 있다. 그러나 그 유효성은 한 번도 증명된 예가 없다.

어린아이의 비뇨기 검사를 폐지하고 나서, 내가 알고 있는 의사로부터 '영업 방해'라는 항의를 받은 것도 그때쯤의 일이다. 편도선 비대와 관련한 검사를 하지 않는 나의 진찰 방침을 둘러싸고, 그때도 같은 종류의 문제가 발생했다. 편도 적출 수술이 정말로 필요한 경우는 극히 드물어 1000명당 1명 있을까 말까 하는 정도이다. 어린아이들이 잠잘 때 호흡을 거칠게 하거나 코를 골며 자도 별 문제는 없다. 위험한 것은 편도선이 비대해서 호흡에 지장을 가져오고, 질식할 것같이 되는 경우이다. 이런 경우에 한해서, 괴로워하고 있는 어린아이를 앞에 두고 괜한 질문이나 진단 등이 필요 없다고 판단되어 얼른 편도선을 적출해야 한다면 또 모르겠다. 하지만 그런 경우는 극히 드물다.

나는 외래 병동의 의사에게 무의미한 질문은 삼가하라고 지시를 내렸다. 당연히 편도 적출 수술은 격감했다. 그 후에 어떤 일이 일어났을지는 미루어 짐작할 수 있을 것이다. 곧 이비인후과 과장으로부터 "그런 일을 지시하면 의과 대학생의 연수 계획이 엉망이 되어버린다"며 자신의 심정을 곤혹스럽게 토로하는 전화가 걸려왔다.

편도 적출 수술은 유럽에서는 2000년 이상이나 계속되어 오고 있는 수술이다. 그러나 적출한 후에는 어떻게 되는 것일까에 관해서는 전혀 증명되지 않은 수술이기도 하다. 의사 사이에서도 이 수술의 효용에 관해서는 아직 의견의 일치를 보지 못했다.

산악인은 높은 산을 대하면 자꾸 오르고 싶어진다는데, 의사는 부은 편도선을 보면 자꾸 자르고 싶어지는가 보다. 이 경우 의사로서의 신념은 산악인과 같아진다. 단지 '거기에 편도선이 있기 때문'이다.

의사의 교묘한 설명 덕분에 부모는 어린아이의 편도 적출 수술이 안전하다고 믿고 있다. 그러나 과연 그 수술이 정말로 안전한 것일까?

편도 적출 수술에 의한 후유증은 거의 없으나 아주 없다고도 할 수 없다. 사망률은 3000명에 1명꼴, 혹은 1만 명에 1명이라는 조사도 있다. 그러나 정신적인 면에서 남겨지는 후유증은 크다.

수술 후에 좋아하는 아이스크림을 실컷 먹었다 해도, 그런 정도로 어린아이의 마음이 치유되지 않는다. 부모와 의사가 한패가 되어 자신을 고통스럽게 했다는 배신감 때문에 어린아이는 괴로워한다. 수술 후의 어린아이들에게는 나쁜 영향을 받았음이 분명한 증상들이 나타난다. 우울한 상태가 되고, 비관적인 생각에 괴로워하며, 공포에 떨고, 불안감에 안절부절못하게 된다.

이것은 어린아이의 책임이 아니다. 가엾게도 어린아이들은 어리석은 편도 적출 수술이라는 위험한 상황에 자신이 놓여졌었다는 사실을 민감하게 받아들여, 마음속 깊이 상처를 받고 괴로워하는 것이다.

여성 또한 불필요한 수술의 희생자이다. 자궁 적출 수술은 그 전형적인 수술로, 지금도 착실히 증가하고 있다.* 거기에 제왕절개까지 합하면 결코 무시할 수 없는 수치가 나온다. 이대로 간다면 미국 여성의 반 정도가 65세쯤엔 자궁을 잃어버린다는 계산이 나온다. 실지로는 이를 상회하는 속도로 자궁 적출 수술이 증가해가고 있기 때문에, 상황은 점점 심각해지고 있다. 편도 적출 수술과 마찬가지로, 자궁 적출 수술의 대부분도 필요성은 인정되지 않았다. 뉴욕 시내의 여섯 개 병원에서 행해진 43퍼센트의 수술을 조사한 결과, 역시 정당한 의료 행위가 아니었

---

*미국 국립건강통계센터의 추측으로는 1990년대에 들어 자궁 적출 수술을 받은 여성은 연간 약 75만 명에 이르며, 1996년 현재 누계 약 2000만 명의 미국 여성이 이 수술을 받았다.

음이 밝혀졌다. 자궁으로부터의 이상 출혈이 이 수술의 근거가 되고 있으나 이러한 증상에는 수술 이외의 치료법도 유효하며, 원래 치료할 필요가 전혀 없는 경우도 종종 있다.

산부인과 의사는 외과 의사의 지위와 권위를 동경한다. 이러한 어이없는 생각이 출산이라고 하는 자연 현상을 수술이 필요한 치료의 대상으로 바꾸어버리고 만 것이다. 산부인과 의사는 당연한 생리 현상을 마치 병이라도 있는 것처럼 보이게 하여, 치료라는 명목하에 수술을 집행한다. 일단 치료를 받으면 2차로 후유증을 억누르기 위한 치료가 필요하게 되며, 결국은 몇 번이고 치료를 반복하는 결과가 초래된다.

이상한 것은 산부인과 의사가 그 대가로 높은 평가를 얻는다는 사실이다. 전혀 엉뚱한 방향의 처치를 최초로 시행한 사람들이 바로 산부인과 의사 자신들인데도 말이다.

의사는 어떻게 하여 출산에 관계할 수 있었던 것일까

중세 유럽에서 의학의 주류는 약으로 치료하는 내과로 수술이 의사의 영역이라는 인식은 일반적으로 희박했다. 수술은 이발사가 가위와 면도칼을 메스와 면도칼로 바꾸어들고, 지금 말하는 외과 의사의 일을 하면서 시작되었다. '이발소 외과의(barber-surgeon)'라는 명칭은 여기에서 유래한 것이다.

의사가 분만에 개입하는 데 결정적인 계기가 된 것은 핀셋이다. 16세기 영국의 악명 높았던 이발소 외과의 첸바렌 형제는 분만실에 항상 커다란 나무 상자를 갖춰놓고 있었다. 상자를 열 때는 다른 사람들을 모두 내보내고, 진통에 신음하는 임신부의 눈을 가렸다. 이 상자 속의 내용물이 세간에 알려지게 된 것은 19세기 무렵의 일이었는데, 상자 속에는 커다란 핀셋이 들어 있었다고 한다. 이 핀셋은 그 후 산부인과용 겸자(鉗子)라고 불리게 되었다. 그래서 겸자를 사용하여 태아를 끄집어내는 겸자 분만이 발명되었고, 이를 계기로 진통과 분만을 수술 대상으로 취급하게 되었던 것이다.

의사가 분만에 본격적으로 개입하게 된 것은 출산에 흥미를 갖게 되면서부터이다. 의사는 조산사와 경쟁하여 승리를 거두어, 드디어 출산의 주도권이 여성 조산사로부터 남성 의사에게로 옮겨지게 되었다. 그리고 얼마 되지 않아 산실도 가정에서 병원으로 바뀌게 되었다. 출산을 병으로 위장하는 데 병원만큼 합당한 장소도 없을 것이다. 이렇게 하여 남성인 의사가 출산을 도맡아 책임지고 관리하게 되었던 것이다.

의사들은 조산사라면 절대로 하지 않았을 일을 서슴없이 행했다. 해부실에서 사체를 취급한 후, 손도 씻지 않은 채 산부인과 병동으로 향하여 그대로 분만에 입회했던 것이다. 아니나 다를까 임신부와 신생아의 사망률이 급격하게 상승했다.

19세기 중반, 오스트리아에 헝가리 출신의 젬멜와이스라고 하는 산부인과 의사가 있었다. 1847년, 그는 임신부와 신생아의 사망률이 높은 것은 의사에게 원인이 있다고 판단하여, 의사가 '병의 대리인'이 되어 있음을 지적했다. 그러나 젬멜와이스는 '부다페스트에서 온 어리석은 사람'이라는 오명을 쓰고 의학계로부터 추방당했고, 1865년에는 정신병원으로 옮겨지는 신세가 되고 말았다.

그 후 의사는 출산에 입회할 때 반드시 손을 씻어야 한다는 젬멜와이스의 제안이 받아들여지게 되었으며, 임신부와 신생아의 사망률은 순식간에 낮아졌다. 그러나 그 공적이 젬멜와이스에게 돌아가지는 않았다. 의학계가 가로챘던 것이다. 뿐만 아니라 산부인과 의사의 권위는 한층 강고해져 갔다. 마취에 의해 임신부를 의식 불명으로 만들 수 있게 되었기 때문이다. 의식이 없으면 출산에 임해도 임신부는 자력으로 아이를 낳을 수가 없다. 결국 산부인과 겸자가 급속도로 보급되어, 겸자 분만이 정착하게 되었고 현재에 이르고 있는 것이다. 진통이 생기면 임신부에게 진통제가 투여되고, 양쪽 다리는 좌우로 올려져 묶여지고, 팔에는 정맥주사가 꽂히고, 배는 태아 감시장치에 연결된다. 이러한 순서를 거쳐 임신부는 수술받을 태세를 완전하게 갖추게 된다. 도마 위의 잉어를 앞에 놓은 산부인과 의사는, 이 절호의 기회를 놓칠 수가 없어 어떤 수술을 발명했다. 그것이 바로 회음절개다.

질이 좀더 넓어지도록 회음부(외음부와 항문 사이)에 비스듬히 메스를 넣는 처치는 지금은 당연한 것처럼 행해지고 있기 때문에, 산부인과 의사들은 물론 대부분의 임신부들도 회음절개에 의문을 느끼고 있지 않다. 산부인과 의사는 회음절개에 관하여 이렇게 주장한다.

"수술로 회음부를 절개해두면, 자연히 발생할 수 있는 회음열상(會陰裂傷)보다 상처 자국이 똑바르기 때문에 빨리 낫는다."

그러나 여기에는 간과되고 있는 사실이 하나 있다. 그것은 임신부가 의식불명이 아닌 상태에서 분만에 대한 지식과 경험이 있는 사람으로부터 지도를 받으며, 정신적·육체적으로 분만 준비를 완벽하게 갖춘다면, 회음에 열상이 생기는 경우는 그리 많지 않다는 사실이다. 원래 임신부의 질은 신생아가 태어나기 쉽도록 충분히 열리게 되어 있다. 설사 회음에 열상이 생겼다고 해도 '회음절개가 가장 빠른 치료법이다'라는 산부인과 의사의 주장은 근거가 없는 것이다. 그렇기는커녕, 나의 임상 경험에 비추어보면 자연히 생긴 열상 쪽이 회음절개로 생긴 상처보다도 치료가 빠르며, 불쾌감도 훨씬 적다는 것을 알 수 있다. 게다가 회음절개는 섹스의 쾌감을 격감시킬 우려마저 있다.

오전 9시부터 오후 5시까지의 출산

산부인과 의사들이 회음절개라고 하는 간단한 수술로 언제까지나 만족할 리가 없다. 그들은 한층 더 과격하고 위험한 처치에 도전해보고 싶었을 것이다. 분만을 시도하고 있는 무대 위에는 아무래도 이상을 이상으로 느끼지 못하게 하는 기운이 감도는 모양이다.

일반적으로 의사들은 이상이 인정되면 반드시 의료처치를 행할 필요가 있으며, 그 처치는 과격할수록 좋다고 생각하는 경향이 있다.

분만실에는 보육기가 놓여져 있어서 겉으로 보기에는 그렇지 않은 것 같아도 그곳은 분명히 수술실이다. 그렇기 때문에 산부인과 의사들은 그곳에서 그에 걸맞은 본격적인 수술이 행해져야 한다고 믿고 있다. 그리고 바로 그곳에서 현대 산부인과에 있어서 불쾌하다고밖에 할 수 없는 의식(儀式)이 탄생하기에 이르렀는데, 그것이 바로 제왕절개이다. 현재 미국에서는 제왕절개가 마치 유행병처럼 만연하고 있다.*

* 『미국 의사협회지』(1990년 6월 27일자)에 게재된 통계를 보면, 미국에서 제왕절개가 행해지는 비율이

태아의 감지는 임신부의 복부에서 들려오는 태아의 심음(心音)을 듣거나, 최근의 경우처럼 분만 중 태아의 머리에 전기 자극을 가해 두피의 혈액산도 등의 검사를 하는 것이 보통이다. 그러나 이 태아 감시장치는 제왕절개를 하기 위한 일종의 포석에 지나지 않는다. 태아의 상태에는 상관없이 모니터 상에 이상이 발견되면, 산부인과 의사는 서둘러 임신부의 복벽과 자궁벽에 메스를 넣어 태아를 들어낸다.

산부인과 의사의 이러한 처치를 임신부는 '기적'이라고 오해하고 감사한다. 산부인과 의사는 생명을 죽음의 연못으로부터, 혹은 신체에 중대한 장애를 남기려는 찰나에서 구해준 생명의 은인이기 때문이다. 청진기를 사용하는 재래의 방법과 비교하여, 이 장치를 사용한 임신부에게서 3배에서 4배의 확률로 제왕절개가 행해지고 있다는 사실이 발표되고 있다.

제왕절개를 희망하지 않는 임신부도 있다. 이런 경우에 의사가 사용하는 수단은 모니터에 나타나는 이상을 보이며, 임신부에게 이상이 있음을 알리는 신호라고 가르쳐주는 것이다.

"자, 출산시에는 자신의 감정이나 희망을 주장해서는 안 됩니다. 이렇게 이상을 알려주는 신호가 나오고 있는데."

임신부가 이 장치를 거절하지 않으면 안 되는 이유는 이것뿐만이 아니다. 전기적인 자극을 태아의 머리에 가하려다 보면 양수가 인위적으로 터지게 되고 그 결과 태아의 심장 박동수가 순간적으로 급감하게 된다. 실지로 태아 감시장치를 사용해 태어난 어린아이에게 행동 면이나 발육에 있어 문제가 생겼다는 연구 보고가 있으며, 게다가 그 확률은

전체 분만의 23퍼센트라고 나와 있는데 이는 브라질에 이어 세계 2위에 해당되는 수치이다.

65퍼센트를 상회한다.

"출산시에는 자신의 감정이나 희망을 주장해서는 안 됩니다"라고 산부인과 의사들이 말하는 데에는 실은 또 하나의 이유가 있다. 그것은 산부인과 의사 본인의 사정이다. 대부분의 병원에서는, 유도 분만에 의해 출생 시각을 조정하여 '오전 9시부터 오후 5시까지' 출산시키는 것이 습관화되어 있다.

유도 분만이란, 진통의 시작을 기다리지 않고 임신부의 미약 진통을 이유로 진통 촉진제를 사용하여 인공적으로 진통을 유발시키는 것이다. 산부인과 의사는 산부인과 의사 나름대로 계산하여 출산 예정일을 산출하지만, 그 결과는 6주나 어긋나는 경우도 있다.

신생아가 산도를 통과할 준비가 되어 있는지 어떤지(의학적 적응)는 상관없이, 산부인과 의사 본인의 사정('사회적 적응'이라기보다 '개인적 적응'이라고 말하는 편이 옳다)이 우선되어 진통 촉진제가 투여되는 것이다. 태아는 아직 나갈 준비가 되어 있지 않기 때문에, 모니터에 이상이 나타나는 것은 당연한데도, 결국 그것을 이유로 질을 통한 자연 분만을 포기하고 제왕절개로 바꾸는 것이다.

유도 분만은 미숙아 출산에 동반하는 폐결핵, 발육 불량, 육체적 장애, 지적 장애 등의 발병률을 높인다. 집중 치료실에 수용되어 있는 신생아의 4퍼센트는 유도 분만에 의해 출생한 아기들이다.

진통 촉진제의 희생자는 신생아에 그치지 않는다. 임신부도 집중 치료실에 들어가는 경우가 많다. 제왕절개로 아이를 낳은 반수의 여성은 후유증으로 괴로워하고 있으며, 이것이 원인이 되어 사망하는 경우도 적지 않다. 게다가 그 확률은 자연 분만의 26배나 되는 엄청난 수치다.

태아 감시장치*의 명칭을 태아 '치사(致死)' 장치로 바꾸는 편이 한층 어울릴 것이다.

주산기(周産期)를 충분히 경과해도 제왕절개로 태어난 신생아에게는 초자막증(硝子膜症 : 히아린막증)이라고 하는 호흡 긴박을 동반한 중증의 폐 장애가 일어날 위험이 항시 뒤따른다. 이것은 때로 신생아의 생명을 빼앗을 수도 있는 병으로, 그 적절한 치료법은 아직 마련되어 있지 않다. 이전에는 미숙아에게서만 볼 수 있었던 병이었다. 그런데 제왕절개의 경우, 미숙아가 아님에도 불구하고 왜 이와 같은 위험한 병이 발병하는 것일까? 자연 출산에서는 태아가 산도를 지나는 동안 자궁의 수축 작용에 의해 흉부와 폐를 조여주게 되고, 그리하여 폐에 고여 있던 체액과 분비물은 기관지를 통해 입으로 나오게 된다. 그러나 제왕절개로 태어난 아기의 경우, 이러한 일련의 경과가 생략되어 버리고 만다.

산부인과 의사가 신중하게 제왕절개를 행하면, 초자막증의 발생률을 적어도 15퍼센트는 감소시킬 수 있다는 연구 보고가 있다. 게다가 이 연구는, 산부인과 의사가 진통 촉진제의 사용을 보류하고 태아가 발육하는 것을 기다린다면, 이 병으로 괴로워하고 있는 약 4만 명의 어린아이 중에서 적어도 6000명은 그 증세가 나타나는 것을 미연에 방지할 수 있을 것이라고 보고하고 있다.

미국에서는 진통 촉진제를 사용하여 제왕절개를 행하는 경우가 점

---

* 태아 감시장치의 발명자 에드워드 혼 박사는 이렇게 이야기한다. "진통을 일으킨 여성의 대부분은 병원보다 집에서 아기를 낳는 편이 안전하다. 이 장치는 임신부에게 폭행을 가하고 있다."(다이아나 콜테/로베르트 사엘, 『좋은 출산, 안전한 출산』에서)

점 증가하고 있다. 일찍이 제왕절개의 비율이 출산 총수의 4~5퍼센트를 넘으면, 병원은 철저하게 그 원인을 규명해왔다. 그러나 그 비율이 25퍼센트, 전체의 4분의 1을 차지하게 되었음에도 지금은 병원에서 아무런 조사도 행하고 있지 않다. 그 중에는 비율이 50퍼센트에 달하고 있는 병원*조차 있다.

의학의 진보라는 환상에서 깨어나라

세상 사람들은, 의학은 항상 진보하는 것이라고만 생각하고 있다. 새로운 수술이 개발되어 그 효과가 입증되면, 일일이 의료에 응용되어 기적을 낳으며, 기적이 의학을 더욱 진보시킨다고 생각한다. 그러나 그것은 당치도 않은 오해이다. 수술에 대한 세간의 대응은 통상 세 단계를 거치는 것이 보통이나, 그 어느 단계를 보아도 진보와는 전혀 관계가 없어 보인다.

새로운 수술의 등장이 열광적으로 환영을 받는 첫번째 단계 — 미지의 기술인 만큼, 원칙대로라면 의심스러운 눈으로 봐야 함에도 현대의학에서는 그렇지 않았다. 그 수술이 기술적으로 가능하다는 것이 일단 증명만 되면, 그저 오로지 열광적으로 환영하며 받아들이는 것이다.

두 번째 단계는 그 수술이 시행되고 한참이 지나서 마침내 그 무용

---

*세계보건기구(WHO)의 머스텐 와그너 박사는 이렇게 경고하고 있다. "미국에서 행해지고 있는 제왕절개의 반수 정도는 적어도 불필요한 것이다. 게다가 그 대부분은 생명을 위협하고, 임신부를 상당히 쇠약하게 만든다. 제왕절개가 모자 모두에게 위험을 미치고 있다는 사실은, 미국에서 가장 교묘하게 은폐되고 있는 비밀인 것이다."(「불필요한 제왕절개의 만연」, 『육아학』, 1993년, 가을호)

성과 위험성이 드러나는 단계이다. 열광의 남은 열기가 식어 세상이 냉정하게 되었을 즈음, 드디어 의문의 소리가 터져나오기 시작한다.

세 번째 단계에 관해서는 관상동맥 바이패스 수술(심장의 바이패스 수술)을 예로 들어 설명해보자. 1970년대 후반부터 관상동맥 바이패스 수술은 '최우선으로 해야 할 수술'이라는 평가를 받아왔다. 이것은 지방으로 협착을 일으키는 관상동맥(심장의 주위를 관상(冠狀)으로 둘러싸서 심장 조직에 산소나 영양을 공급하는 혈관)을 우회하여, 새로운 바이패스를 만드는 수술이다.

개발 당시에는 미국의 국민병이라고도 불리는 심장 발작을 격퇴할 수 있는 수술이라고 누구나 믿었다. 그러나 결과적으로는 이 수술 역시 근본적인 해결책은 되지 못했다. 지금도 몇 만 명의 환자가 수술 순서를 기다리고 있으나, 한편으로는 그 수술을 의문시하는 사람들도 늘고 있다.

이 수술이 외과 의사의 단편적인 생각대로 좋은 결과를 얻지 못하고 있음이 명백하다. 퇴역군인국(局)이 7년 간에 걸쳐 1000명 이상의 환자를 대상으로 관상동맥 바이패스 수술의 예후에 대해 조사를 했더니, 다음과 같은 사실이 판명되었다.

1. 좌주간(左主幹) 관상동맥 질환이라는 특수한 병을 제외하면, 이 수술은 별다른 유용성이 없다.
2. 수술을 한 경우와 내과적 치료(주로 약물요법)를 한 경우, 사망률의 차이가 별로 없었다.
3. 경증 환자의 경우에는 치료한 지 4년이 경과한 시점에서, 수술을

하지 않은 환자 쪽이 근소한 차이지만 생존율이 높았다. 또한 수술을 받은 환자의 경우, 수술 후에도 운동부하(運動負荷) 심전도 검사에서 여전히 이상이 발견되었고, 수술 이외의 치료를 받은 환자와 마찬가지로 심장 발작이 재발할 위험성이 높았다.

관상동맥 바이패스 수술은 협심증의 통증을 완화시켜주는 것처럼 보이나 사실은 자기 암시(위약(僞藥) 효과가 아닌 위수술(僞手術) 효과에 의한 암시 효과)나 무감각(신경 경로를 수술로 절단했기 때문에)이 원인인 것으로 추측되고 있다. 게다가 이 수술에는 허점이 하나 있다. 바이패스 그 자체가 협착을 일으켜, 결국은 수술 전 상태로 되돌아갈 위험성이 있다는 사실이다.

심장병에 가장 효과가 큰 치료법은 식생활의 근본적인 개선이다. 심장병을 앓고 있는 사람들의 식생활은 보통 전형적인 고지방형으로, 지방의 섭취량을 전체 섭취 칼로리의 10퍼센트 이하로 억제하지 않으면 안 된다. 그리고 식사요법에 덧붙여, 서서히 운동량을 늘려가는 것이 필요하다. 이 두 가지 치료법을 실천하는 것이야말로 심장병의 제반 증상을 완화하며, 본래 의미에서의 치유를 가능하게 해준다는 사실이 실지로 증명되고 있다. 이상의 사실로부터, 관상동맥 바이패스 수술은 최종 단계를 맞이한다.

결국 세 번째 단계에서는 수술의 폐지를 이야기한다. 수술의 폐지라고는 하나, 수술이라는 것은 그렇게 간단하게 폐지시킬 수 있는 것이 아니다. 특히 관상동맥 바이패스 수술과 같이, 한 번의 시술에 4만 달러 이상의 막대한 이익을 가져다주는 수술이라면 더욱 그럴 수밖에 없다.

겨우 5~8센티미터 정도의 협착 부위를 우회한 것이므로, 전신 혈관의 나머지 99.9퍼센트는 여전히 지방으로 막힌 채이다. 그럼에도 불구하고 이 수술이 연간 30만 회 이상이나 행해지고 있다는 사실에서 알 수 있듯이, 아직까지도 많은 사람들을 매료시키고 있다. 하지만 수술에 걸려 있는 것은 병원의 이익과 의사의 생활만이 아니다. 환자의 생명이 걸려 있다는 사실을 잊어서는 안 된다.*

관상동맥 바이패스 수술을 폐지하는 데는, 수십 년 전에 한 외과 의사가 보여주었던 것과 같은 용기가 필요하다. 이 외과 의사는 당시 유행하고 있던 산제산포법(散劑散布法)이라는 심장 수술을 반대했다. 산제산포법은 환자의 흉부를 열어 심장의 표면에 파우더를 산포하기만 하는 아주 단순한 수술이다. 파우더를 사용한 것은 아마 심장 내부와 맥관(脈管)에 화증을 일으킴으로써 새로운 혈관을 발달시켜, 혈액 순환을 촉진시키기 위해서였던 것 같다. 당시 이 수술은 호평을 받고 있었다. 그때 이 외과 의사가 등장해 몇 명의 심장병 환자의 흉부를 열고, 그 중 반수의 환자에게는 파우더를 사용하고 나머지 환자에게는 아무것도 사용하지 않는 일반적인 수술을 한 후 그 결과를 비교했더니 아무런 차이가 없다는 사실이 판명되었던 것이다.

수술이라고 하는 것은, 겉으로 보기에는 더없이 합리적인 것이다. 그렇기 때문에 여러 가지 임상 사례 중의 하나에서 실태가 폭로된 정도

---

* 1990년, 미국에서는 38만 회의 관상동맥 바이패스 수술이 행해졌고, 비용은 1회당 4만 달러 이상이었다. 또한 『미국 의사협회지(1998년)』에 실린 윈슬러, 고스코프, 차신 박사의 논문 「관상동맥 바이패스 수술의 타당성」에 의하면, 부적절한 이유에서 연간 12만 5000회 이상이나 이 수술이 행해지고 있다고 한다. 게다가 『미국 심장학지(1992년)』에 실린 한넌, 버나드, 길번, 오돈넬 박사의 논문 「관상동맥 바이패스 수술에 의한 사망률의 성별의 차」에 의하면, 이 수술에 따르는 사망률은 여성이 4.45퍼센트, 남성이 3.33퍼센트였다.

만 가지고 현대의학이 그 수술을 폐지할 리는 없다. 그러나 몇 년 전부터 현대의학의 주요 분야의 수술 대부분이, 겉으로만 그럴듯하게 보이는 비합리적인 것에 지나지 않는다는 사실이 폭로되고 있다. 결국 수술에서 유용성을 발견한다는 것은 매우 어려운 일이다. 그러나 그것을 의식(儀式)으로 생각한다면 이야기는 다르다. 수술은 여전히 효력이 있으며, 게다가 현대의학이라는 종교의 의식에서는 불멸의 상징이기조차 하다. 의식에 있어서 대표적인 수술의 예를 세 가지 들어보자.

우선 앞에서도 기술한 편도 적출 수술. 이 수술은 2000년 전에 전면 폐지되었어야 할 것이었다. 그럼에도 불구하고, 현대의학교의 의식으로서 아직까지도 빈번하게 행해지고 있다. 다음에는 사시 교정 수술. 편도 적출 수술과 마찬가지로 사시 교정 수술도 유용성은 인정되지 않았다. 안과 의사는 "정도가 가볍다고 해도, 어린아이의 사시는 수술로 교정해주지 않으면 언젠가는 두 눈 중에 한 눈이 실명한다"라고 말하면서 부모를 위협한다. 그러나 사시라 하더라도 안과 의사에게 가지 않는 사람은 얼마든지 있다. 안과 의사의 위협이 사실이라면, 종국에는 한쪽 눈이 부자유스러운 사람들로 넘쳐나야 할 것이다. 그리고 심장병 수술. 관상동맥 바이패스 수술이 과대하게 평가되고 있는 것은 이미 지적된 바 있다. 그러나 현대의학이라는 종교의 의식을 집행하고 있는 의사들은, 이와 같은 무용한 기술을 구사하기 위하여 다른 심장병에 대한 신기술의 고안에 몰두하고 있다.

미국 초대 대통령 조지 워싱턴의 시대에는 거머리를 치료에 사용했다. 현대의학의 암 치료도 미래 사람들의 눈에는 마찬가지로 비쳐질 것이다. 암 수술이 비합리적이라는 사실을 지적한 의사가 이미 1950년대에 있었다. 바로 일리노이 주립대학의 워렌 콜 박사이다. 박사는 암 수술을 시행한 후, 환자의 말초신경 부분의 혈액을 검사하여 수술이 원인이 되어 암 세포가 완전히 전신으로 퍼졌다는 사실을 입증했다. 그러나 다른 의사들은 "비록 암 세포는 전이했으나, 아직 침범당하지 않은 부분은 암 세포를 억제할 수가 있다"고 반론을 폈다. 하지만 이것은 너무도 어리석은 반론이다. 만일 암 세포의 전이를 몸이 억제할 수 있다면, 처음부터 암에 걸리는 사람은 아무도 없을 것이기 때문이다.

"암과 싸우는 신기술이 개발되어, 암 수술이 위협받고 있다"라고 주장하는 외과 의사들이 더러 있다. 그러나 그 주장은 잘못된 것이다. 세상 사람들이 새로운 치료법에 꿈과 희망을 걸고 있는 것은, 암 수술에 대한 거듭되는 실망 탓이기 때문이다. 물론 외과 의사들은 절대로 인정하지 않겠지만 말이다.

의사의 사정에 따라 행해지는 수술

너무나 많은 수술이 행해지고 있는 것이 현재의 상황이다. 그 원인에 대한 나의 대답은 늘 똑같다. 수술의 지나친 시행을 부정할 이유는 궁극적으로 하나밖에 없으나, 그것을 정당화할 이유는 셀 수 없이 많다는 것이다. 수술을 지나치게 시행해서는 안 되는 이유는 그것이 환자에게 고통을 안겨주며, 생명을 위협할 뿐만 아니라, 쓸데없이 의료비를 지출하게 하기 때문이다. 그러나 현대의학은 그런 이유는 일체 고려하지 않는다. 결코 지나친 것이 아니라고 주장하는 이유는, 그것이 현대의학이라는 종교의 교리와 일치하기 때문이다.

    수술은 환자의 증상을 개선하고, 병을 제거한다는 지극히 건전한 목적에 입각해서 행해져야 한다. 그러나 실지로는, 의과 대학생의 중요하고 귀중한 교재로서, 인체를 사용한 여러 가지 실험을 할 수 있다는 숨겨진 목적이 있다.

    일리노이 주 정신보건국 소아과 상급 고문이었을 때, 나는 심장에 장애를 가진 다운증 어린이들에게 행해지고 있던 수술을 중지시켰다.

    그 수술은 뇌에 산소를 '원활'하게 공급한다는 이유로 시행되고 있었으나, 본래의 목적은 의과 대학생에게 심장 수술의 실험 대상을 원활하게 공급한다는 데 있었다. 그 증거로, 다운증 어린아이들이 그 수술을 받은 뒤에도 전혀 차도가 없었다는 것을 들 수 있다. 집도하는 의사들도 그 사실을 잘 알고 있었다. 이 수술은 근본적으로 다른 목적을 가지고 시행된 것이다. 게다가 그 다른 목적은, 수많은 다운증 어린아이들을 사망에 이르게 할 정도의 치명적인 것이었다. 수술을 중지시켰다는 이유로, 대학병원측은 나를 꽤 못마땅해하는 눈치였다.

    돈에 대한 지나친 욕심도 수술의 과도한 시행을 부르는 또 다른 원인이다. 경제적인 이유가 전부라고는 말할 수 없으나 아마 불필요한 수술을 전부 폐지한다면, 대부분의 외과 의사들은 길거리를 헤매게 될 것이며 다른 적당한 직업을 찾지 않으면 안 될 것이다.

    외과 의사는 수술로 생계를 유지하고 있다. 집도 횟수와 관계없이 안정적인 급여가 지불되는 병원 의사의 집도 횟수와 수술 횟수에 따라 임금이 지급되는 병원 의사의 집도 횟수를 비교해보면, 자궁 적출 수술과 편도 적출 수술의 경우 그 비율이 1:3이라는 연구 보고가 있다.

미국에서 활동하고 있는 60만 명 가량의 의사 중, 약 10만 명이 외과 의사이다. 이 인원이 10분의 1 정도로 준다면, 불필요한 수술은 많이 줄어들 것이다. 미국 외과의사회조차 이렇게 말하고 있다. "인정받은 외과 의사가 5~6만 명, 여기에 연수의와 전문 의학 실습생이 1만 명 정도만 되어도, 이후 반세기에 걸쳐서 시행될 필요한 수술이 여유를 갖고 행해질 수 있다."

이는 현재 외과 의사의 반수 정도가 잉여 인원이라는 말이다. 결국 5만 개 정도의 메스가 환자에게 해를 가하는 '흉기'로 쓰여지고 있는 것이다.

의사의 무지도 수술 과잉을 부추기고 있다. 산부인과를 예로 들어 보면, 거기서 행해지고 있는 수술의 대부분이 얼마나 부적절하고 시대착오적인가를 금방 알 수 있다. 과연 '무지의 산부인과'라는 사실을 누구든 절감할 수 있는데, 이러한 것들이 시정된다면 자궁 적출 수술을 포함한 산부인과의 수술은 하나도 남김없이 사라질 것이다.

경구 피임약의 복용은 생리 불순보다 10배 이상 위험하다. 그러나 이제까지 신중한 투여를 당부하는 의사는 없었다. 어떤 여성은 경구 피임약의 위험성에 관하여 어떠한 설명도 듣지 못한 채, 몇 년 간이나 복용하고 있었다. 경구 피임약을 복용한 후 최초의 생리에서 이 여성은 심한 출혈을 경험하였다. 출혈은 이 여성이 경구 피임약을 복용하면 안 된다는 사실을 알려주는 위험 신호였던 것이다. 세포 검사에서 이상이 발견되었을 때조차도 산부인과 의사는 이렇게 말했다고 한다. "걱정할 필요 없습니다. 만일 무슨 일이 생기면 자궁은 언제라도 적출할 수 있으니까요." 그녀가 다음으로 찾아간 산부인과 의사는 다른 진단을 했다. "비교적 간단한 수술이지만, 지금 곧 하지 않으면 몇 년 안에 틀림없이 자궁 적출 수술을 받게 될 것입니다." 그 비교적 간단한 수술이라는 것도 최초의 산부인과 의사가 경구 피임약의 위험성을 설명해주었다면 피할 수 있었던 것이다.

돈에 대한 욕심과 무지도 무시할 수 없지만, 수술의 지나친 시행을 부르는 가장 큰 원인은 의사들의 '잘못된 신념'이다. 의사는 스스로 수술에 의의를 부여할 뿐만 아니라, 메스로 사람의 몸을 갈라 여는 것에 뭐라고 말할 수 없는 매력을 느낀다. 그렇기 때문에 그 매력을 만족시킬 온갖 기회를 놓치지 않고 환자를 수술대로 불러들이는 것이다.

의사에게 있어 수술이라고 하는 것은 진보를 의미한다. 진보는 의사에게 우월감을 안겨주고, 다른 의사를 능가한다는 생각에 젖어들게 한다. 미국은 기술적으로 가능하다면 무엇이라도 실행에 옮기는 나라다. 거기에 윤리적인 고려 따윈 존재하지 않는다. 도구, 장치, 설비가 구비되어 있고 실행 가능하기만 하다면, 수술은 정당한 의료라고 판단되는 것이다. 그렇기 때문에 미국에서는 관상동맥 바이패스 수술, 편도 적출 수술은 말할 것도 없고, 성 전환 수술까지 '정당한 의료'로서 행해지고 있는 것이다.

의식으로서의 수술

인류 최초의 수술인 할례는 원래 종교 의식이었다. 요즈음 행해지고 있는 수술의 90퍼센트도 마찬가지로 종교 의식이라 할 수 있다.

원시적인 종교에 있어서 신자는 '베어서 가르는 의식'에 몸을 맡기는 것으로 한층 높은 의식에 다다른다고 상상하였다. 격심한 통증 때문일까, 약의 작용 때문일까? 혹은 양쪽 모두일까? 신자는 신과 만난다는 환각을 체험한다. 이 특권은 신사(神祀)에 종사하는 사람에게만 주어지며, 특수한 지위에 있는 사람으로 한정되어 있었다. 기독교에서는 예수와 순교자들만이 이러한 의식에 의해 숭배의 대상이 되었다.

현대의학이라는 종교에서는 이 의식의 특권이 무차별적으로 주어지고 있다. 마취 기술의 발명 이전에는, 희생자는 이를 악물고 고통에 신음하면서도 신의 모습을 보고, 그리고 실신했다. 지금은 가사(假死) 상태의 희생자는 외과 의사에게 의지하여 호흡하며, 죽음의 연못으로부터의 생환을 약속받는다. 이 체험은 국소 마취의 발달에 의해, 의식을 잃지 않고 외과 의사가 집도하는 것을 지켜보게까지 되었다.

아이들은 종종 수술의 흔적을 사람들에게 자랑스럽게 내보이며 즐거워한다. 특히 의사의 자녀들은 몸에 수술 흔적이 있는 경우가 많다. 보통 사람들보다 수술받을 기회가 많기 때문이다. 이는 환자에게 이러한 의식의 힘을 믿도록 할 뿐만 아니라, 의사 자신도 신앙시하고 있다는 것을 증명하는 것이다.

그렇다면 의사는 자신도 이 의식을 받고 있는 것일까?

광신자인지 아닌지는, 다른 사람에게 권하는 것을 스스로도 실행하고 있는지 여부에 달려 있다. 의사들은 대부분 희생자가 되기 위해 자신의 수술 순서를 기다리고 있다.

현대의학에 있어 수술은 신앙인 것이다. 이상한 것은 그 신앙을 근저에서 떠받치고 있는 믿음이다. 수술을 행하면 몸에 나타나는 문제들이 전부 해결될 것이라고 의사는 믿고 있으며, 환자에게도 그와 같은 암시를 주고 있다. "병에 걸렸을 때, 스스로 치료하려고 해서는 안 됩니다. 이상을 느끼면 곧 의사에게 진찰을 받으십시오. 수술의 힘을 믿으세요. 수술을 받으면 낫습니다."

현대의학이라는 종교는 기성 종교의 성직자들까지 신자로 바꾸어 놓는다. 기독교, 유태교, 이슬람교, 불교 등 전통적인 종교의 성직자들조차, 수술대라는 현대의학교의 성궤 위에 머물러야만 비로소 몸이 치유된다고 믿고 있다.

수술로부터 내 몸을 지키려면

수술로부터 내 몸을 지키려면, 우선 스스로 공부해야 하며 지식을 쌓아두어야 한다. 최소한 자신의 병에 관해서는 의사를 능가하는 지식을 갖출 수 있는 노력이 필요하다. 도서관에 가면 책이나 기관지, 잡지 등으로부터 필요한 정보를 얻을 수 있을 것이다. 편도 적출 수술, 자궁 적출 수술, 헤르니아(탈장) 수술 등 비교적 빈번히 행해지고 있는 수술을 권유받을 땐 특히 경계가 필요하다. 어떤 경우이든 수술은 사람의 몸을 메스로 갈라 벌리는 만행이기 때문이다. 필요하기 때문에 의사가 수술을 권할 거라는 식의 잘못된 생각을 해서는 안 된다.

수술을 권유받으면, 즉시 다음과 같은 질문을 의사에게 퍼부어라. "이 수술로 기대할 수 있는 효과는 무엇입니까?" "어떻게 해서 그런 효과를 얻을 수 있는 것입니까?" "수술을 받지 않으면 어떻게 됩니까?"

"수술 이외의 치료법은 없습니까?" "수술로 기대만큼의 효과를 얻을 수 없을 가능성은 어느 정도입니까?"

의사로부터 대답을 끌어냈다면, 다음엔 곰곰이 따져봐야 한다. 깊게 파고들어 생각해보면, 의사의 말에 모순이 있다는 것을 눈치채게 될 것이다. 그 모순이야말로 진짜 대답인 것이다.

세컨드 오피니언(주치의 이외의 의사의 의견)도 필요하다. 주치의와 같은 병원의 의사에게 의견을 구하는 것은 아무런 의미가 없으므로, 중립적인 의사를 찾아 주치의에게 한 질문과 똑같은 질문을 해본다. 만일 의견이 다르면, 주치의에게 그 사실을 말하는 게 좋다.

그래도 납득할 수 없으면, 주치의에게 부탁하여 그 수술을 행하고 있는 몇 사람의 의사를 모이게 하여 협의를 시킨다. 지나치게 야단스럽다고 생각할지 모르나, 자신의 몸이 제물로 갈라 벌려질지도 모르는 상황인 것이다. 서너 명의 의사에게 의견을 듣는 정도로 그쳐서는 안 된다. 요즈음엔 수술이 지나치게 많이 행해지고 있기 때문이다. 주치의에게 권유받은 수술이라도 실은 불필요한 수술일 가능성은 충분히 있다. "수술밖에 치료법이 없다"고 의사가 말했을 때는 특히 위험하다. 그 판단이 틀렸을 경우가 많으며, 수술이 치료법이라고 하는 것 자체가 틀렸을지도 모르기 때문이다. 또한 어쩌면 자신의 몸에는 아무런 문제가 없을지도 모른다.

자신이 수집한 정보, 그리고 의견이나 감정을 의사에게 확실하게 말하라. 의사의 반응으로부터 무언가를 느끼고 알게 될 것이다. 또한 친구, 이웃, 가족들 중에서 지혜를 빌려줄 사람을 찾아내고, 그 사람들에게서도 의견을 들어보는 것이 좋다.

이러한 의견을 들은 후에 수술은 필요 없다, 받지 않겠다는 판단이 서면, 곧 그 의사와 인연을 끊는 것이 좋다. 말하기 힘들면 "생각해보겠습니다"라고 둘러댄 후 도망쳐도 좋다.

의사 쪽에서 보면, 수술을 받도록 설득해온 체면 때문에 입장을 바꿀 수도 없는 것이다. "수술밖에 치료법이 없습니다"라고 단언해버린 이상, 다른 치료법을 권할 입장이 아닌 것이다. 수술을 거부했기 때문에 의사를 한 사람 잃게 되었다고 해도 후회할 필요는 없다. 자신의 몸을 위해서 오히려 잘된 일이기 때문이다.

수술을 받겠다고 결심한 경우라도, 누워서 의식의 진행을 기다리고만 있어서는 안 된다. "누가 집도를 하든 마찬가지입니다"라고 말하는 의사도 있으나 그렇지 않다. 의사에 따라 차이가 많이 난다. 집이나 자동차를 수리하는 데도 고수와 하수가 있어서, 담당하는 수리공에 의해 결과가 달라지는 경우와 마찬가지다. 담낭 적출 수술에 있어서도, 기량의 차이가 성패를 크게 좌우한다. 수술을 받지 않으면 안 되는 것은 긴급한 상황일 때뿐이다. 예를 들면 사고를 당해 수술을 받는 경우라면 어떤 외과 의사를 선택할지를 따질 상황이 못 된다. 그러나 그런 긴급 사태가 아니라면 본인이 수술을 받을 필요가 있을지 어떨지를 다시 한번 잘 생각해보고, 그 다음에 역시 필요하다고 판단되면 어느 외과 의사가 적당한가를 신중히 생각해보는 것이 좋을 것이다.

외과 의사를 선택할 때는 다음의 질문을 해보는 것이 좋다.

"이제까지 해온 수술 집도 횟수는 얼마입니까?" "그 성공률은요?" "후유증 확률과 사망률은 얼마입니까?" "수술 중, 혹은 수술 후에 사망한 환자의 수는요?"

그리고 또 이렇게 물어보라.

"이 수술을 받은 환자를 소개해주시겠습니까? 그 사람들의 경험담을 꼭 들어보고 싶습니다."

특히 내가 권하고 싶은 것은 다음 질문이다.

"혹시 선생님이 출장으로 집도를 할 수 없는 경우, 어느 외과 의사를 추천해주시겠습니까?"

혹은 이런 식으로 물어보라.

"선생님 자신이 이 수술을 받는다면, 어느 외과 의사에게 집도를 의뢰하시겠습니까?"

그리고 한 번 더 이렇게 다짐을 해놓는다.

"정말로 이 수술이 필요한 것입니까?"

일단 수술을 받기로 결심한 후라 자칫 쓸데없는 질문이라고 생각할지도 모르나, 혹시 귀중한 정보를 얻게 되거나 수술 이외의 치료법을 행하는 의사를 우연히 만날 수 있을지 모른다.

복잡한 순서를 밟아야 하는 수술이라면, 그 수술의 권위자에게 전화로 물어보는 것도 좋다. 너무 멀리 떨어져 있어 만나러 갈 수 없으면, 가까운 곳의 의사를 소개받을 수도 있다. 또한 친구나 가족에게서 적당한 의사를 추천받는 것도 좋은 방법이다. 그러나 소개받은 의사의 평판이 아무리 좋다고 해도 방심해서는 안 된다. 또한 설명을 들었는데도 이해되지 않는 점은, 반드시 다시 물어야 한다.

수술 후에도 주의를 게을리해서는 안 된다. 수술이 계획대로 되지 않았다든지, 합병증이나 후유증이 나타난다면 서둘러 검사를 받아야 한다. 약의 부작용과 마찬가지로, 해가 없는 증상도 있으나 경우에 따라서는 생명을 빼앗길 수도 있다. 수술 후의 문제로 특별히 의사에게 상담할 때는 다음의 질문을 하라. "주치의가 집도한 이 수술에 관해서, 솔직한 의견을 들려주십시오. 경우에 따라서는 주치의를 상대로 의료 사고에 관한 소송을 할지도 모르니까요."

　대답 여부에 따라, 그 의사를 신뢰해도 좋을지 어떨지를 알 수 있을 것이다. 간단히 의사를 신뢰하지 않는 것, 그것이 과잉 수술로부터 자신의 몸을 지키는 방법인 것이다.

　메스로 당신의 몸을 갈라 벌리려 하고 있는 것이다. 그 의사가 정말로 충분히 신뢰할 수 있을지 어떨지를 가려내는 데 주의가 지나치다는 건 있을 수 없다.

4   병원에 있으면 병이 생긴다

왜 아이들은 병원을 싫어할까

병원은 전쟁터다. 되도록 거기에 발을 들여놓지 않는 편이 나를 위하는 길이다. 혹시 이미 발을 들여놓고 말았다면, 자신은 물론 다만 한 사람이라도 도와 한시라도 빨리 탈출하지 않으면 안 된다.

비싼 입원비를 생각해보라. 그 돈이면 어떤 요양지에서든 마음껏 지낼 수가 있다. 긴급한 경우를 제외하고, 어차피 같은 시간과 비용을 들일 거라면 전지 요양(장소를 바꾸어가며 요양하는 것)에 충실하는 방법이 입원하는 것보다 효과가 더 클 것이다.

병원이라는 곳은 현대의학이라는 종교에 있어서 교회이며, 이 세상에서 가장 위험한 장소 중의 하나이다. 인간이 가족을 구성하여 안주하고 정착하게 되면, 인간이 동경하는 신에게도 안주할 장소가 필요하게 된다. 이렇게 하여 신을 제사지내는 교회나 사원이 건설되고, 그 종교 나름대로의 계시는 여기에서 나타나고 전해지게 된다.

병원이라는 곳은 현대의학교(敎)에 있어서 말하자면 신의 예언의 장소인 것이다. 이 종교의 관문에 들어서보지 못한 나라에서 온 이민자, 특히 노인들 중에는 "병원은 죽기 위하여 가는 곳이다" "저런 곳에 들어가면 죽고 만다"고 말하는 사람이 있다. 그들의 귀에는 현대의학이라는 종교의 무서운 신의 음성이 들려오는 것이다.

어린아이도 노골적으로 병원을 싫어하고 그 기분을 숨기지 않는다. "병원은 무서워서 가고 싶지 않아."

어린아이의 날카로운 직감력은 병원의 본질을 꿰뚫고 있는 것이다. 의사를 두려워하는 어린아이들의 심리에서 무엇인가 배울 것이 있다는 생각이 들어서 왜 그런지 물어보아도, 어린아이들은 그것을 정확하게 설명하지 못한다. 그러나 이것은 어른도 마찬가지다. 어른도 병원에 대하여 뭔지 모를 공포를 느끼고 있으나, 그것을 납득할 수 있도록 설명하지는 못한다. 게다가 어른은 자신이 두려워하고 있다는 사실조차 인정하려 들지 않는다.

세간의 이러한 애매한 태도를 간파한 의사는 "두려운 것은 아무것도 없다"며 우리를 병원으로 손짓하여 부르고 있다. 그러나 병원에 들어서면 공포가 차례차례로 습격해온다.

병원은 병원균투성이

병원에는 상상도 할 수 없는 세균이 무수하게 웅성대고 있다. 이것은 병원이 극히 비위생적인 장소라는 것을 말할 뿐만 아니라, 현대의학의 병적일 정도의 '청결 의식'이 얼마나 근거 없는 것인가를 단적으로 드러내 주는 결과이기도 하다. 역설적으로 들릴지 모르겠지만, 사실이다.

말할 필요도 없이 병원은 당연히 청결해야 할 장소이지만 실지로는 유감스럽게도 그렇지 못하다. 청소부는 언제나 모자라고 그들의 업무량은 감당하기 힘들 정도로 과도하다. 그러다 보니 눈에 띄는 장소만 적당히 청소가 되며, 구석이나 안쪽에는 먼지나 티끌이 잔뜩 쌓여 있기 일쑤이다.

게다가 병원의 먼지나 티끌은 보통의 것이 아니다. 우선 생활 폐기물 —— 조리장에서 버려진 고기, 생선, 야채, 남은 밥, 먼지, 몸의 때, 배설물, 담(痰), 타액, 그리고 의료 폐기물 —— 수술이나 해부에서 적출된 태반이나 장기, 절단된 수족, 실험 동물의 사체, 사용하고 버린 기저귀나 종이들, 마스크, 소독 솜, 위생 냅킨, 깁스, 주사기, 붕대, 거즈 등.

하나의 건물에서 이 정도로 많은 종류의 폐기물이 대량으로 쏟아져 나오는 곳은, 병원 이외에는 아마 없을 것이다. 이것들을 수거하러 다니는 사람은 병실, 수술실, 실험실, 연구실, 사체 보관소, 조리장 등 병원의 거의 전 영역을 담당하고 있는 청소부들이다. 워싱턴 공립병원에서 환자를 운반하는 들것이 해부용 유체 운반에도 쓰여지고 있다는 사실이 발각되고 말았다. 이것만으로도 놀랄 일인데, 들것에는 해부시의 여러 가지 잔해물이 처리되지 않은 채 들러붙어 있었다. 구급 처치실이나 병상, 사체 보관소로부터는 장기나 배설물들이 나왔으며, 먼지가 쌓여 있던 병실에서는 배설물이 들러붙은 의복과 주사 바늘이 발견되었다. 게다가 샤워실은 비위생의 극치를 보여주었다.

오랜 기간 병원에서 근무한 내 입장에서 보면, 이러한 사실은 별로 놀랄 것도 아니다. 어느 병원이나 상황은 비슷하며, 이 정도는 오히려 보통이다. 게다가 그러한 먼지나 세균을 에어컨이 병원의 구석구석으로 흩뿌려놓고 있다.

병원에는 보통의 건물보다도 배수관이 많이 설치되어 있다. 열탕과 냉수 이외에 냉각수와 증류수를 위한 진공장치와 흡입장치, 산소 흡입장치, 냉각장치, 냉각수 재이용장치, 배수장치, 하수장비, 세정장치, 방화장치(대개가 고장나 있다) 등이 벽 안에 설치되어 있다. 접속 잘못으로 사고가 발생하기 쉬울 뿐만 아니라, 기기(機器)가 너무 많아 문어발식 배선으로 설치되어 있는 등 건축 기준법을 위반하고 있는 실정이라 더욱 위험하다.

청결주의의 함정

병원에서는 내성균(약을 반복하여 사용할 경우, 그 약에 대해 저항력을 갖게 된 세균 등의 병원체)이 발생하고 있다. 항생제의 과잉 투여가 그 원인이라는 것은 2장에서 서술하였다. 항생제를 수프처럼 마시게 하고 있는 현대의 병원처럼 내성균의 번식에 이상적인 환경은 아마 없을 것이다. 세균 중에는 항생제를 먹이로 삼을 정도의 순응성을 갖춘 것도 있는 실정이다. 이들은 청결의 의식을 병적일 정도로 고집한 현대의학을 한껏 비웃고 있다.

병원의 직원은 '걸어다니는 세균 배양 그릇'이라고 불러 마땅한 존재들이다. 매일 세균과 접하고 있는 그들 자신에게는 피해가 없으나 환자는 피해를 입는다. 환자는 청소부나 간호사가 침대 정리나 식사 준비를 할 때, 의복의 뒷정리를 할 때, 그리고 무엇보다도 직접 접촉할 때 주로 위험에 노출된다.

청소부나 간호사보다 더욱 강한 감염원은 의사이다. 의사들이 손을 씻는 것은 수술 전뿐으로, 그것도 의례적인 행위에 불과하며 그 외에는 거의 씻으려고 하지 않는다. 의사는 압설자(壓舌子 : 혀를 누르는 주걱 모양의 기구)나 주사기를 아무렇게나 취급하여, 환자의 몸에 병균이 옮겨가게 한다. 그렇지만 자신만은 특별히 청결하다고 생각하는지, 진찰이 없는 시간에도 대개 손을 씻으려고 하지 않는다. 모자나 마스크, 의료장갑 등에 두터운 신뢰를 갖고 있으나, 어느 것 하나 청결하다고 말할 수 없는 물건들뿐이다. 마스크는 10분만 사용하면 오염되어 세균을 제거하기는커녕 세균을 끌어모으는 역할을 하며, 의료장갑은 언제 봐도 더럽다.

나는 신생아 보육실에 들어갈 때는, 아침에 입고 나온 잘 세탁된 정장을 그대로 입는다. 그런 나를 발견하면, 어느 간호사나 당황한 얼굴로 "가운을 착용해주십시오"라고 말한다. 그러면 나는 "이 옷이 마음에 들지 않는 모양이죠?" 하고 되받아치곤 한다. 간호사들의 이런 반응은 백의라고 하는 가운을 중요시한 나머지, 현실을 제대로 볼 수 없게 되었기 때문이다. 그녀들이 내게 입히려고 하는 백의가 깨끗이 세탁된 정장보다 청결하다는 보증은 어디에도 없다. 잔뜩 쌓여 있는 가운들이 정말 세탁된 것인지조차 의심스럽다. 그 가운은 더러워진 시트와 베개 커버, 수술실의 아마포 등과 함께 세탁기에 들어가기 때문이다.

색이 하얗다고 청결한 것은 아니다. 시트와 베개 커버는 비록 세탁

되었다 해도 매트리스와 베갯속은 그대로인 것이다.

감염을 일으키는 병원 내 물질

종합적으로 보면, 병원 내의 감염은 20명당 1명꼴로 발생하고 있다. 원인의 반수는 소변배뇨관이나 정맥주사장치 등의 오염된 의료기구에 의한 것이다. 이러한 기구가 일상적으로 사용되어진 것은 60년대 중반으로, 그 이전에는 의료기구에 의한 감염은 거의 찾아볼 수 없었다.

미국에서는 병원 내 감염에 의한 사망 환자가 매년 상당한 수[*]에 이르고 있다. 그러나 약의 피해로 사망한 때와 마찬가지로, 병원 내의 감염에 의하여 사망한 경우도 그 통계는 병원 직원들에 의해 고쳐지는 경우가 종종 있다.

병원에서 환자가 어떠한 위험에 노출되어 있는지는 환자의 증상에 따라 다른데, 수술로 입원한 경우는 메스로 갈라 벌려진 것에 더하여 병원 내 감염의 위험이 있다. 수술 후에는 세균에 대한 저항력이 떨어지기 때문이다. 화상이나 상처 때문에 병원을 찾는 경우에도 체력이 떨어져 있으므로 역시 병원 내의 감염에 걸리기 쉽다.

병원 내 감염의 가능성이 20명당 1명이라고 하는 것은, 감염의 가능성을 최소한으로 잡은 경우이다. 전염병이 병원 내에 순식간에 퍼져, 직

---

[*] 1990년대의 자료에 따르면, 연간 약 240만 명의 미국 국민이 입원하고 있으며, 그 10퍼센트가 병원 내 감염으로 희생되고 있다. 또한 병원 내 감염에 의한 사망자 수를 연간 10만 명, 혹은 30만 명으로까지 추정하는 자료도 있다(1997년, 찰스 인란다/에드위너, 『병원에 갈 때는 이 책을』에서).

원도 환자도 모두 피난하지 않으면 안 되었던 예를 나는 수차례 보아왔다. 이런 경우, 소아과 병동과 신생아실이 가장 큰 피해를 받게 된다. 병원의 비밀을 들추자면, 병원 내 감염의 희생자가 가장 많은 곳이 신생아 보육실이다. 신생아는 세균에 대한 면역력을 갖고 있지 않은데다, 특히 면역성을 주는 모유로 길러지지 않은 아기(인공 영양아)가 희생자가 되기 쉽다.

세균이 번식하고 있는 곳이 다름 아닌 병원임에도 불구하고, 전염병을 발생시킨 책임이 병원이나 그 직원에게 있다고 한 예는 거의 찾아볼 수 없었다. 책임은 언제나 병문안 온 방문객에게 돌려지고, 전염병으로 소동이 일어날 때마다 어김없이 면회 제한이 행해진다. 그러나 문병 온 방문객을 병원 밖으로 밀어내는 것만으로는 문제의 절반 정도밖에 해결되지 않는다. 문제를 완전히 해결하기 위해서는 환자도 병원으로부터 데리고 나오지 않으면 안 된다. 이렇게 하여 구출된 환자는 비로소 건강을 되찾게 되는 것이다.

병원을 오염시키고 있는 것은 세균뿐만이 아니다. 병원에는 의사가 좋아하는 위험한 화학약품이 나란히 갖추어져 있다. 풍부한 약품들을 앞에 두고 의사에게 사용하지 말라고 하는 것은 너무나 가혹한 처사일 것이다.

미국에서는 평균 12종류의 약이 입원 환자에게 투여되며, 약의 피해에 의해 장애자가 되거나 사망하는 사고가 종종 일어나고 있다. 거기까지는 가지 않더라도, 환자의 건강을 해치는 화학약품의 사용에 있어서 의사는 어떠한 규제도 받지 않는다. 약을 사용하지 않는 의사도 드물게는 있으나, 거의 대부분의 의사는 약을 지나치게 좋아한다. 덕분에 실험실이나 청소 시설에서 사용되고 있는 독성이 강한 용제(溶劑)나 가연성 화학물질, 방사성 폐기물이 입원 환자의 안전을 위협하는 것이다.

병원은 위험해

만일 병원이 외관대로 효율성 있게 운영되는 곳이라면, 비록 이러한 위험이 도사리고 있더라도 그나마 안심하고 입원할 수 있을 것이다. 그러나 병원은 비효율의 표본이라고 해도 과언이 아닌 곳이다. 단순한 판단을 잘못 내려 발생하는 사고도 많은데, 고도의 판단력을 요하는 의료행위에서 실수를 범해 일어날 복잡한 사고들을 생각하면 공포스러울 정도다.

병원에서의 혼란이란 일상적인 일이다. 환자의 다리를 잘못 수술하거나, 다른 약을 환자에게 투여하거나, 식사요법 중인 환자의 식사를 잘못 제공하는 등* 의료기구나 의약품 취급에 있어서만이 아니라 환자를 취급하는 데 있어서도 위험한 사고가 자주 일어난다.

몇 년 전 여동생이 탈장 수술 때문에 병원에 입원했다. 수술은 오전 11시 예정이었다. 오전 9시 30분에 병실에 갔는데 동생이 보이지 않았다. 어리둥절해진 나는 수술실로 향했고, 예상대로 동생은 거기에 있었다. 기가 막히게도 여동생은 자궁을 들어내려는 참이었다.

---

* 1994년 하버드 대학 의원성(醫原性) 장애(iatrogenic disorder : 치료 과정 중에 의료인에 의해 발생한 장애) 연구 그룹은, 미국의 전 병원에서 매년 18만 명의 환자가 의료 사고에 의해 사망하고 있다고 발표했다. 그 대부분의 경우가 의사가 환자 한 사람 한 사람의 상태를 충분히 파악하고 있지 못했던 것이 원인이라고 분석하고 있다. (「의료 사고」, 『미국 의사협회지』, 272호)

갓난아기가 바뀌는 경우도 있다. 이것은 언론에 해마다 보고되는 그대로이다. 산부인과 병동에서 근무한 경험이 있는 의사라면 간호사가 갓난아기를 엄마에게 잘못 전달해주어 주의를 받는 광경을 종종 목격했을 것이다.

신생아 보육실에는 평균 20~30명의 갓난아기가 있다. 갓난아기의 발 지문을 찍어놓아도 별 의미가 없고, 팔에 표식 띠를 끼워놓아도 곧 벗겨져버리고 만다는 것을 의사라면 누구나 다 알고 있을 것이다. 병원 직원들에게는 갓난아기를 구별하는 일이 정말이지 골치 아픈 일 중 하나이다. 게다가 병원에서 행방불명이 되는 아기도 있다. 엘리베이터나 자주 사용하지 않는 화장실에서 환자의 사체가 발견된 사건이 신문에 실렸던 적이 있다. 또한 시카고 대학 부속병원에서는 갓난아기를 도둑맞은 일도 있다.

내가 집에서 아기 낳을 것을 권하는 이유 중의 하나가 바로 이 때문이다. 병원에서 출산을 하면, 퇴원할 때 남의 아기를 안고 돌아올지도 모르는 것이다.

병원에서는 대형 사고도 일어나기 쉽다. 펜실베니아 주 교외의 어떤 병원에서는 구급 처치실에 가스관을 설치할 때, 공사를 맡은 업자가 산소와 아산화질소의 라벨을 바꾸어 붙여놓았다. 이러한 실수가 발견될 때까지 반년 간 아산화질소(외과용 마취제)를 공급받아야 할 환자들은 산소를, 산소를 공급받아야 할 환자들은 아산화질소를 흡입해야 했다. 병원은 5명의 사망자에 관해서만 과실을 인정했다. 그 외에 반년 간 그 곳에서 치료를 받은 35명의 환자에 관해서는, 그것이 원인이 되어 사망한 것은 아니라고 발표하였다. 그 이유에 대해 병원측은 "환자 중 몇 사람은 병원에 실려왔을 때 이미 사망했었다. 남은 환자들도 산소를 흡입했다 해도 이미 손쓰기는 늦은 상태였다"고 해명했다. 이것이 의료 사고를 감출 때 의사가 흔히 쓰는 정해진 말이라는 것을 예리한 독자라면 이미 간파했을 것이다.

의사가 기계에 의존하게 됨에 따라 병원 안에는 전기기구와 코드가 넘쳐나게 되었으며, 감전의 위험은 전기 요금에 비례하여 높아지고 있다. 비위생적이라고 앞에서 언급된 워싱턴 공립병원에서는 환자와 의사, 그리고 간호사가 관상동맥질환 집중 치료실에서 결함이 있는 전기기구에 감전되어 심한 화상을 입기도 했다.

이런 종류의 사고는 드문 일이 아니다. 설비 관리를 담당할 직원을 채용하지 않은 결과, 병원 특유의 복잡한 배선을 다룰 사람이 없어지게 되었기 때문이다. 사고는 이후 점점 증가했을 것이다.

병원의 운영 실태는 실로 엉성하기 짝이 없어, 설사 살인 사건이 일어났다고 해도 별반 이상할 것이 없다. 미시건 주의 퇴역군인 행정국병원에서 일어난 사건 — 마취약이 의도적으로 환자에게 주사된 사건 — 을 생각해보면 정말이지 등골이 오싹해진다. 이 병원의 극약 관리 상태가 얼마나 허술했던지, 구체적인 범행 방법조차 찾아낼 수 없어서 급기야 FBI가 조사에 개입했다. 완전 범죄를 꾀하는 사람에게 병원은 최적의 장소인 것이다.

영양실조에 걸리는 환자들

병원에서는 약물이나 세균, 수술, 화학약품 외에 영양실조로 죽을 위험성이 있다.

보스턴의 어떤 공립병원에서 병원 영양 실태에 관한 본격적인 조사를 벌인 적이 있다. 대상은 이 병원에서 수술을 받은 전체 입원 환자들이었다. 조사 항목은 단백질과 칼로리 섭취로, 최저 기준을 만족하고 있는지 어떤지를 조사하였다. 비타민, 미네랄 유는 조사 항목에 넣지 않았다.

조사 결과, 전체의 반수에 해당하는 환자에게서 단백질과 칼로리 섭취가 부족한 것으로 나타났으며 게다가 그 반수의 환자가 극도의 영양실조에 빠져 있다는 사실이 판명되었다. 이것은 영양실조가 원인이 되어 환자의 회복이 늦어지고, 그 결과 입원이 필요 이상으로 길어지고 있다는 사실을 의미하기도 한다. 영양이 골고루 갖추어진 식품을 충분히 공급해주지 않았으니 비타민, 미네랄의 섭취 상태도 엉망이었을 게 뻔하다. 이는 단지 이 병원만의 문제가 아니다. 이후에 행해졌던 다른 많은 조사에서도, 영국이나 미국의 병원에 입원하고 있는 환자의 25~50퍼센트 가까이가 영양실조인 것으로 판명되었던 것이다.

보스턴 공립병원의 실태 조사를 행한 조지 브랙번 박사는 "병원에서 사망한 고령자의 주된 사망 원인의 하나로 영양실조를 들 수 있다"고 밝히고 있다. 조사에서 밝혀진 환자의 영양 섭취 상태를 생각해보면, 이런 지적은 그다지 놀랄 것도 아니다. 영양실조는 환자의 상태를 최악으로 만들어, 투병 생활을 더 가혹한 것으로 만든다. 병원 내의 이러한 여러 가지 위험과 입원에 의한 스트레스가 겹쳐져, 상태가 악화되는 것은 두말할 필요도 없다.

이러한 피해의 정확한 규모는 누구도 파악할 수가 없다. 약의 부작용이나 의료 사고로 환자가 사망한 때와 마찬가지로, 의사가 기록을 바꾸어버리기 때문이다. 영양실조가 직접적 혹은 간접적인 원인이 되어 죽은 환자는 과연 몇이나 될까? 확실한 것은 많은 환자가 영양실조에 빠져 있다는 사실, 영양실조는 죽음을 부를 위험이 있다는 사실, 그리고 실지로 많은 환자가 영양실조가 원인이 되어 입원 중에 사망하고 있다는 사실이다.

왜 입원 환자가 영양실조에 걸리는 것일까? 확실히 병원의 대부분은 그 급식 환경이 열악하기 짝이 없다. 그러나 먹기만 했다면 조사에서 지적된 것과 같은 단백질이나 칼로리 면에서의 부족은 대개 방지할 수가 있다. 문제는 입원 환자가 병원 음식을 먹지 않는다는 데 있다. 입원 환자의 식사 환경에 주의를 기울이는 사람이 아무도 없기 때문이다.

우선, 환자는 먹을 마음이 생기지 않는다. 식사가 담긴 쟁반은 침대까지 운반되어 오지만, 환자는 식사를 만족하게 할 수 있을 정도로 손을 쓸 수가 없다. 게다가 환자는 투약, 장세척, 이런저런 검사와 치료라고 하는 '병원 풀 코스'를 매일 괴로운 심정으로 반복하고 있다.

병원에서는 가능한 방법을 총동원하여 갖가지 진단과 치료를 행하고 있으며, 입원 환자는 결국 점점 식욕을 잃어간다. 병원에서 입은 정신적 타격은 육체적인 타격과 마찬가지로 환자를 죽음에 이르도록 하는 원인 중의 하나인 것이다.

병원에 있으면 병이 생긴다

환자는 병원에 발을 들여놓는 순간부터 나오는 순간(혹은 실려나오는 순간)까지, 살아 있는 시체가 된 듯한 기분에 빠져든다. 본인이 의식하지 않아도, 병원의 환경과 그 대우에 의해 자연스럽게 재생의 의지가 꺾이고, 희망을 잃어버리며, 어두운 나날을 보내는 동안에 심신이 모두 쇠약해져 간다. 이러한 상황에서 즐거운 기분으로 생활할 수 있는 환자는, 그야말로 낙천적인 사람일 것이다.

게다가 고통에 신음하며 병상에 누워 있는 환자들의 비참한 얼굴과 그것을 보고 있는 환자들의 음울한 얼굴을 눈앞에서 보지 않으면 안 된다. 또한 직원들의 비인간적인 대우와 사무적인 말과 행동에 직면하게 된다. 접수 창구에서 수속을 마치면, 환자는 인격을 가진 인간이 아니라 검사와 증상의 집합체로 취급된다. 정체성을 박탈당한 채, 치료의 대상인 '증상의 예'가 되는 것이다. 지금까지 속해 있던 일상을 뒤로하고 평상복을 벗어 병원 선반에 정리하여 넣을 때, 이제까지의 추억도 어딘가에 정리하여 넣어두지 않으면 안 된다. 가족이나 친척들의 면회 시간은 제한되고, 허가되는 것은 형식적인 면회뿐이다.

이러한 정신적인 중압을 받으면, 환자는 자신의 건강 관리를 자신이 행하겠다는 용기를 잃어버리고 만다. 병원은 환자에게 고립감, 소외감, 상실감, 우울감을 맛보게 하여, 결국엔 자신들의 온갖 요구에 따르게 한다. 환자는 정신적으로 비참해져 가고 드디어 '모범적인 환자'가 될 준비를 마치는 것이다.

특히 어린아이와 노인에게는 이 주술을 걸기가 쉽다. 어린아이의 경우, 강한 불만이나 실망, 부모와의 이별에 따른 불안으로 격심한 감정의 기복을 겪게 된다. 여기에 수술이나 뭔가 하기 싫은 것을 해야만 하는 것은 아닐까 하는 공포심이 더해진다. 입원하여 하룻밤 부모와 떨어져지내는 것만으로도, 어린아이는 퇴행 현상을 일으키고 오줌을 싸거나 말을 잊어버리는 경우가 있는데, 이것은 결코 그들이 못나서가 아니다.

대부분의 의사는 3∼6세까지의 어린아이들이 정신의 대혼란기에 있음을 잘 알고 있다. 이 시기의 어린아이들은 자신에게 일어나고 있는 일들을 거의 이해할 수가 없다. 그런 어린아이를 병원에 맡겨두고 혼자 돌아가야만 한다는 것은 부모에게나 어린아이에게나 너무 잔혹한 일이다. 병원의 환경은 어린아이 혼자서 감당해내기에는 너무도 가혹하기 때문이다.

20여 년 전, 나는 어린아이가 탈장 수술을 받을 때 어떤 현상을 보이는가에 관하여 논문을 쓴 적이 있다. 어린아이들이 자신의 몸에 어떠한 일이 일어날 것이라고 예상하는가를 그들에게 직접 물어 조사한 것이었다. 그랬더니 대부분의 어린아이가 성기가 어떻게 될 것 같다는 대답을 했다. 자신의 몸의 어느 부분을 수술받는다고 생각하는지를 물었더니, 손으로 자신의 성기를 가리키는 것이었다. 나는 아차 싶었다. 굉장히 중요한 사실을 눈치채지 못하고 있었던 것이다. 논문의 결론을 이렇게 끝맺었다. "의사는 사전에 어린아이에게 충분한 상담을 행하여, 수술에 관해 잘 설명해야만 한다."

그러나 지금은 그런 일을 해도 아무런 의미가 없다고 생각한다. 그 어린아이들에게 가장 필요한 것은 부모와 함께 있는 것이라는 사실을 이젠 알고 있기 때문이다.

　병원의 야간 회진은 지금도 그다지 좋아하지 않는다. 울고 있는 어린아이가 너무 많기 때문이다. 정직하게 말하면 이것은 곤혹스러운 일이다. 야간 회진 중에 울고 있는 갓난아기나 어린아이들을 발견하면, 안아 올려 울음을 멈출 때까지 안고 다녔던 기억이 있다. 또 간호사의 무릎 위에 올려놓으면, 드디어 울음을 멈추는 경우도 몇 번이나 있었다.

　입원의 괴로움은 어린아이만이 겪는 것은 아니다. 어른, 특히 노인들 또한 입원에 의한 괴로움을 겪고 있다. 데이빗 그린 박사는 "병원은 노인들에게 있어서는 세상에서 가장 최악의 장소이다"라고 말했는데, 나도 그 의견에 동감한다. 아니 오히려 다음과 같이 말하는 편이 더욱 적합할 것이다. "병원은 모든 사람에 있어서 최악의 장소이다."

　입원 환자가 받는 스트레스는 어른조차 감당하기 어려운 것이다. 그러니 어린아이가 그런 고통을 어떻게 견뎌낼 수 있겠는가? 자신도 입원하면 다루기 어려운 어린아이가 되면서, 왜 어린아이에게 매우 침착한 어른처럼 행동하기를 바라며, 그들에게 가해진 너무도 두려운 이별과 공포를 간단히 극복할 거라고 기대하는 것인가?

　환자가 입원해서 받는 대우는 인간의 존엄을 완전히 무시한 처사들이다. 환자는 우선 옷을 벗고 병원의 환자복으로 갈아입어야 하며, 의사, 간호사, 기사(技師) 등이 행하는 각종 검사에 노출되어, 어찌 해볼 방도도 없이 일방적으로 당하기만 해야 하는 처지로 대부분의 시간을 침대 위에 누워 있어야만 한다. 자유롭게 돌아다니지 못할 뿐만 아니라, 배당되는 식사를 먹지 않으면 안 된다. 물론 그것도 식사할 시간이 있을 때 이야기이다. 게다가 알지도 못하는 사람들과 한 방에서 머무르지 않으면 안 되는데 그 사람들은 전부 병자들이다. 25년 동안 의료 현장에서 일해왔으나, 환자가 치욕을 감수하고 인격을 무시당함으로써 건강을 회복했다는 사례는 이제까지 들은 적도 본 적도 없다.

전염병이 병원 내에 퍼지면, 입원 환자 전원을 집으로 보내든가 병원을 옮기게 하지 않으면 안 된다. 이러한 사태가 발생하면, 언제나 같은 사실을 깨닫게 된다. 병원을 옮겨야 할 필요성이 있을 정도의 중증 환자는 거의 없다는 것이다. 나는 언제나 10명 중 9명은 집으로 돌려보내고 있으나, 그 환자에게는 아무런 문제도 일어나지 않았다.

의사가 되었을 당시, 나는 입원이 어느 정도의 환자에게 필요한 것인가 소규모의 실험을 해보았다. 담당하고 있던 병동의 침대 수는 28개였고, 24명의 환자가 입원하고 있었다. 그러나 어느 환자에게도 반드시 입원해야 하는 필요성을 찾지 못했다.

입원 허가 담당 의사로 일할 때에는 환자가 집에서 치료를 받을 수 있도록 특별한 배려를 하기도 했다. 예를 들어 환자가 병원까지 오는 데 드는 택시 비용을 병원측에서 지불한다든지, 환자가 집에서 사용할 의료기구를 차량을 이용해 운반해준다든지 하는 일이었다. 이렇게 하는 동안에 입원 환자는 서너 명까지 감소했다.

나는 입원이 얼마나 불필요한 것인가를 훌륭히 증명해 보인 것에 만족했지만, 간호사들로부터는 "환자가 없으니 다른 병동으로 옮겨주십시오"라는 말을 듣기도 했고, 연수의와 전문 의학 실습의로부터는 "연구 대상이 부족해서 곤란을 겪고 있습니다"라는 불평을 들었다.

실종된 환자의 권리

병원이 범람하고 있다는 사실은 의사 쪽에서는 좋은 일이지만, 환자의 행복이나 이익을 위해서는 결코 그렇지 않다. 병원의 기원은 '빈민의 집'으로 불리는 시설까지 거슬러올라가, 의료비를 지불할 수 없는 가난한 사람들에게 의사가 의료를 제공하는 구빈 시설에서 찾을 수 있다. 그러나 얼마 후 의사는 '병자들을 한곳에 모아서 치료하면 일이 훨씬 빠를 것이 아닌가'라고 생각하게 되었다.

의료가 인간미를 잃어버리고 기계에 의존함에 따라 많은 환자를 모아서 일제히 관리할 수 있었으며, 그 방법에 의해 의사들은 점점 유리하게 되었다. 입원 환자들보다도 외래 환자 쪽이, 치료하는 쪽에서는 훨씬 고도의 판단력과 기술이 요구된다. 그러나 재능이라든지 심사숙고한 고려 등은 의사와는 전혀 무관한 자질이다. 그로 인해 병원이 범람하는 시대가 오게 된 것이다.

현대의학에 있어서, 의사들 자신이 야기시킨 수많은 어리석은 행동과 병원의 위험성을 굳이 설명할 필요는 없다. 왜냐하면 병원이라는 곳이 본래 영리를 목적으로 인가받은 기관이기 때문이다. 병원의 운영을 결정하는 이사회나 위원회는 병원의 경영진으로 구성되어 있는데 국가가 개입하여 그것을 시정해보려고 해도, 이 제도는 '관성의 법칙'에 지배받고 있어서 어떻게 해볼 수가 없다. 그 결과 악질 병원도 그대로 존속하게 되고, 모든 병원에서는 뿌리깊은 부정의 관행을 개선의 대상으로 삼을 생각조차 하지 않는다.

언젠가 미국 보건교육후생성(HEW)이 '국민 의료 보장법'에 의거해 특히 위험성이 지적된 105개의 병원을 조사한 결과, 그 중 69개의 병원이 내화성, 약물 기록, 간호사의 수, 의사의 수, 식사 지도, 진료 기록, 의학 자료에서 기준에 미달되었다. 병원인가공동위원회의 심사에서는 모두 최근에 합격 판정을 받은 병원들이었다. 그러나 보건교육후생성의 조사 결과가 공표되었음에도, 위원회는 부적격한 병원의 인가를 취소하지 않았다.

사람들은 병원의 개선을 요구하는 항의를 하지만 실시된 개혁은 거의 없다. 다만 병원을 '유령 개혁들이 들끓는 흉가'로만 만들 뿐이다. 겉보기에만 그럴듯할 뿐, 실질적인 내용은 포함하고 있지 않기 때문이다. 개혁의 대부분이 서면에 의한 것이며, 경영진이 비밀 회의에서 결정한 것에 지나지 않는다.

환자의 고충을 병원에 진정하는 옴부즈맨을 설치한다는 개혁은, 실지로는 의료 소송을 저지하기 위한 것일 뿐 아무것도 아니다. 옴부즈맨이 설치되면, 환자는 자신들의 권리가 지켜질 수 있을 거라는 착각을 하게 된다. 그것이 바로 병원측의 양동 작전이다.

1973년, 미국 병원협회(AHA)는 '환자의 권리장전'을 채택했다. 그 중에 명기되어 있는 환자의 열두 가지 권리를 요약하면 다음과 같다.

- 헤아림과 경의(敬意)에 기초한 보살핌을 받을 권리
- 의사로부터 자신의 건강 상태와 징후 등에 대해 설명받을 권리(긴급 상황 이외에)
- 법적으로 허용된 범위에서 치료를 거부할 권리
- 자신이 받을 치료 내용을 공개하지 말라고 요구할 권리
- 치료에 관한 기록을 공개하지 말라고 요구할 권리

- 자신이 요구하는 서비스에 병원이 정당하게 대응해줄 것을 요구할 권리
- 자신의 치료에 대한 내용이 보건 시설이나 교육 기관에 전달되는지 안 되는지를 알 권리
- 법적으로 허용된 범위에서 자신의 진료 기록을 열람할 수 있는 권리
- 자신이 인체 실험에 사용되는지 여부를 알 권리와 거부할 권리
- 진료 청구서를 점검하여, 설명을 받을 수 있는 권리
- 입원 중인 병원에서 더 이상의 치료가 불가능할 경우 다른 의료 기관에서 계속 치료 받을 수 있는 권리
- 자신의 행동에 관한 병원의 규칙과 규제를 알 권리

미국 병원협회는 '환자의 권리장전'의 정식 채택과 동시에, 협회에 가입되어 있는 국내 약 5000개의 병원에 이를 통지했다. 그러나 그 내용을 환자에게 알린 병원은 거의 없었다.

현대의학이 이러한 개혁을 실행한다는 것은 도저히 생각할 수도 없는 일이다. 왜냐하면 환자에게 어떠한 권리가 있다는 생각은 입원제도를 유지하려고 하는 현대의학의 방침과 양립할 수 없기 때문이다. 혹시 환자의 권리가 정말로 지켜질 수 있다면, 병원은 내일이라도 폐쇄해야 될 지경에 처하고 말 것이다.

병원은 개선될 수 없는가

병원의 실태가 일반에게 알려지지 않도록, 미국 병원협회 등 이른바 현

대의학의 대리 기관들은 그야말로 고군분투하고 있다. 병원활동위원회는 병원이 스폰서인 민간 조직으로, 미국 내 병원으로부터 수집된 여러 가지 정보를 컴퓨터로 관리하고 있다. 그 중에는 치료법별 사망률의 비교, 병원 내 감염, 의료 사고 등 병원 입장에서는 마땅히 전율할 만한 데이터가 포함되어 있다.

시험삼아, 조금 보여줄 수 없겠냐고 청해보면 틀림없이 위원회는 적의를 나타내며 거부할 것이다. 그리고 그 태도는, 국가 기밀을 사수하는 정부 이상으로 완고할 것이다. 그럴 정도로 알려져서는 안 될 데이터인 것이다.

이 점에 관해서 미국 병원협회와 병원활동위원회의 대변인은 다음과 같이 설명한다.

"이 정보가 일반인들에게 알려지면, 병원의 안전성에 의문을 갖게 되며 그로 인하여 병원의 개선에 지장을 초래할 위험이 있다."

그러나 본래의 숨은 의도는 다음과 같은 것이다.

'이 정보가 일반인들에게 알려지면, 병원의 위험성을 정확하게 알게 되어 병원의 존속에 지장을 초래할 위험이 있다.'

병원에 '개선'이라는 것은 있을 수 없다. 그런 일을 한다면, 병원의 폐쇄를 초래하고 말 것이다. 병원활동위원회의 데이터 뱅크에는 국방성의 국가 기밀이나 정치 스캔들의 진상과 같은 무시무시한 정보가 수록되어 있음에 틀림이 없다.

사회 의식이 높아지고, '과학적 근거에 기초한 의료'가 사람들로부터 요구되고 있으나 '과학적 근거에 기초하지 않은 의료'만이 행해지고 있는 것이 의학계의 현실인 것이다. 연구 논문은 현대의학교의 '기도서'와 같은 것으로, 연구는 그 성과를 실행에 옮기지 않는다는 조건으로 의학계에서 허용되고 있다. 혹시 연구 성과에 기초한 의료를 제안하면, 지나친 언동이라는 구실로 그 의사는 의학계로부터 매장될지도 모른다.

현대의학교는 병원에서 행해지고 있는 의료 행위가 정말로 효과가 있는지 어떤지 등은 염두에 두고 있지 않다. 오직 염두에 두고 있는 것은 '치료'라고 불리는 무의미한 의식을 요구할 때 신자가 응해줄지 어떨지 하는 것뿐이다.

기독교에서는 "개심(改心)하려는 마음을 먹고 있음에도 불구하고, 개심하지 않아서 지옥에 떨어지는 사람이 많다"는 훈계가 있다. 현대의학에는 개심하려는 마음조차 없다.

병원이 면회 시간의 규제를 느슨히 하고 있는 것은, 환자가 가족과 더 오래 함께 있을 수 있도록 배려해서가 아니다. 처음부터 그랬어야 할 일이지만, 사실은 소아과가 쇠퇴해서 빈 침대가 눈에 띄기 시작했기 때문이다. 어린아이를 병원으로 다시 불러들여 침대의 가동률을 높일 수 있다면, 병원은 어떠한 시장 전략이라도 구사할 용의가 있는 것이다. 어린아이의 부모나 형제 자매는 형편이 되는 시간에 만나러 올 수가 있으며, 개나 고양이까지 허용되었다.

산부인과 병동도 임신부들이 기피하게 되어 대책 마련에 고심하고 있다. 왜냐하면 병원에서보다 집에서 아기를 낳는 것을 선호하게 되었기 때문이다. 그리하여 분만실에 남편이나 어머니, 자매, 연인이 입회하는 것이 허용되었다. 임신부가 입원하면, 심지어 그녀의 불륜 상대라도 병원은 대환영일 것이다.

의학계는 병원이라는 곳은 병을 치료하고 사람의 생명을 구하는 장소라는 인식을 세간에 심어주려고 한다. 확실히 구급 의료는 사람의 생명을 구하고 있다. 그러나 그 이외에는 어떠한가. 병원에는 건강에 좋은 것이라곤 하나도 없다. 운동기구가 있을 리 없으며, 병원식(食)은 최악의 패스트푸드 정도로 빈약하다. 가족이나 친구들과의 인간적인 접촉도 부족하고, 정신 위생이라는 측면에서는 그야말로 열악하기 그지없어 환자가 자기 상실감에 몸부림치게 되는 것도 무리가 아니다.

사람은 병원에 발을 들여놓는 순간에 굴복하고 만다. 그래서 "나는 스스로 건강 관리를 할 수 없습니다. 병원에 가면 도움을 받을 수 있다고 믿고 왔습니다"라고 말하는 듯한 비굴한 태도를 드러내게 되는 것이다.

병원으로부터 자신을 지키기 위하여

병원으로부터 자신을 지키기 위해서는 장기 입원이나 '사회 입원' 등의 필요 없는 입원을 우선 피해야 한다. 환자의 대부분은 의사의 지시에 따라 입원하고 있으므로 무엇보다 그런 지시를 받지 않도록 하는 게 좋을 것이다. 반드시 필요하다고 인정될 때 이외에는 약의 복용과 수술을 거부할 것, 방법은 이것밖에 없다(2장과 3장 참조).

외래 환자에게는 할 수 없는 치료들이 많이 있는데, 이때에도 환자는 어떤 치료가 가능하고, 어떤 치료가 불가능한지에 대해 의사보다도 상세히 알고 있어야만 한다.

건강한 임신부라면 대부분의 경우 집에서 출산하는 것이 가능하며 또한 그렇게 해야만 하는데도, 의사는 약한 임신부와 그 남편을 위협하여 분만실에서 출산시키려고 온갖 감언이설로 구슬린다. 상투적인 수단은 합병증의 위험성을 내세우는 것이다. 그 합병증이라는 것은 통계를 몰래 고친 것에 지나지 않으며, 원래 산부인과 의사의 불필요한 처치가 원인이 되어 일어난 것이다.

병원은 집에서 아기를 낳는 운동이 확산되는 것을 저지할 수 없었기 때문에, 임신부를 분만실로 유인하기 위한 대대적인 작전을 전개하고 합병증이라는 위협적인 구호를 반복해서 외치고 있다. 그러나 속아서는 안 된다. 설령 호텔처럼 보여도 그곳은 분만실이다. 일단 병원에 들어간 이상은, 현대의학의 지배 안에 들어가는 것이다. 임신부는 의사의 지배하에 있는 한, 의사의 규칙에 따를 수밖에 없게 된다. 그것에 비하면, 집에서 아기를 낳는 경우에는 의사의 생각대로는 되지 않는다.

어떻게 해서라도 병원의 설비를 이용하고 싶다면 그렇게 해도 좋으나, 분만실에서 할 수 있는 일은 자기 집의 침실에서도 할 수 있다는 것만은 꼭 말해두고 싶다.

의사에게는 환자를 불필요하게 입원시키는 습성이 있다. 이 위험한 습성으로부터 자신을 지키기 위해서는, 약이나 수술을 피할 때와 마찬가지의 작전으로 대처해야 한다. 그 치료법으로 나을 가능성이 있는가, 어떤 위험성이 있는가, 다른 치료법은 없는가 등을 연구하는 것이다. 그 결과, 의사를 바꾸는 것이 더 낫다는 결론에 이르면 그렇게 하라. 민간요법으로 치료하는 것이 적당하다는 결론을 얻으면, 그렇게 하는 것도 방법이다.

자신이 수집한 정보에 기초하여, 기탄없이 의사와 이야기를 나누라. 중요한 것은 자신의 병을 치료하는 데 적합한 의사를 발견하는 일이다. 그리고 이것은 자신에게 맞는 병원을 찾아내는 방법이기도 하다. 물론 병원에 갈 필요가 있다고 인식된 경우에 한해서 말이다.

대학병원에 가면 정말 병을 고칠 수 있을까

가장 좋은 병원은 대학병원이라는 인식이 널리 퍼져 있다. 의과 대학생들이 공부하고, 의료진도 많다. 게다가 연구는 앞서가고 있다. 그러나 이것은 일찍이 일반 병원이 기묘한 치료를 행하던 시대의 이야기이다. 지금은 사정이 다르다. 생물 수업에 사용되는 개구리나 가재, 돼지의 태아와 같은 신세가 되고 싶지 않으면 대학병원이 최고라는 믿음은 버리는 편이 좋다.

병원 내 감염의 발생률이 가장 높은 곳이 대학병원이며, 임상 검사나 약제 제조의 실수도 많다. 환자를 부당하게 취급하는 일이 빈번하고, 환자가 받는 정신적 손실은 더할 나위 없이 심각하다. 게다가 환자는 의사의 목적에 이용되기도 한다. 수술의 적합 여부를 실증하기 위해 소위 치료라고 칭하는 실험에까지 사용된다. 연구 대상이 되는 것이 환자의 뻔한 종말인 것이다.

대학병원에 관한 잘못된 상식이 하나 더 있다. 난치병, 기이한 병의 중증 환자는 대학병원에 가는 것이 좋다는 것이다. 대학병원이라는 곳은 의과 대학생이나 연수의에게 정통한 치료법이 유효한가 어떤가를 별도로 가르치는 장소이다. 현대의학이 인정한 정통한 치료법이 아닌 유효한 치료법을 구한다면, 비교적 소규모의 병원이나 현대의학이라는 종교를 신봉하지 않는 나라의 병원에 가야만 한다.

　실지로 치료에 임하는 것은 병원이 아니라 의사이다. 그렇기 때문에 선택의 기준은 당연히 병원이 아니라 의사여야 한다. 정말로 좋은 의사라면 자신의 기술을 발휘할 적절한 설비를 갖추고 있을 것이다. 내가 훌륭하다고 판단했던 의사들은, 적어도 대학병원에서 시간을 낭비하고 있지 않았다.

　교육, 연구, 진료 이 세 가지가 대학병원의 주축이라지만, 이것도 틀린 말이다. 의사나 병원이 이 세 가지 모두에 힘을 쏟으려고 한다면, 정작 병의 치료에는 소홀하게 되고 만다. 그러므로 대학병원을 선택한 사람은 주의를 게을리 해서는 안 된다.

　어떤 의사라도, 그리고 그 의사가 어떤 병원을 소개해도 환자는 항상 생명의 위험에 노출되어 있기 때문에 경계를 게을리 해서는 안 된다. 의사나 간호사의 말에 무조건 따르는 것은 위험하다. 인간의 존엄을 밟아 뭉개는 듯한 취급에 대해서는 단호하게 저항해야만 하는 것이다.

　어린아이가 입원할 때는 부모가 항상 옆에 붙어 있어야만 한다. 내가 근무한 적이 있는 어떤 병원에서는 어린아이의 상태가 위독할 때에 한해서만 부모가 같이 있을 수 있도록 허가하고 있었다. 그 병원에 근무할 때 나는 어린 환자 전원을 위독한 것으로 처리했다. 병원측은 오랫동안 묵인하고 있었으나, 드디어 대결의 시간이 다가왔다.

　면회는 저녁 7시 30분까지 허용되었는데, 어떤 보호자가 "아이가 울고 있어요. 엄마가 옆에 있어주면 울음을 그칠 텐데…… 늦어도 8시 반까지는 잠들 테니 그때까지 옆에 있도록 허락해주세요" 하고 애원하는 것이었다. 나는 즉시 허락했다. 그러나 옆에 있던 간호사들은 "위독한 상태도 아니고 면회 시간도 지났으니, 보호자를 병실에서 나가게 하지 않으면 곤란합니다"라며 반대했다. 나는 간호사에게 물었다. "보호자가 이대로 병원에 남아 있으면 자네는 어떻게 할 건가?"

"관리 직원에게 전화하겠습니다" 하고 간호사는 대답했다. 내가 관리 직원에게 직접 전화를 해서 같은 질문을 했더니, 그는 이사에게 연락하겠다고 말했다. 이사에게 전화를 걸어, 역시 같은 질문을 했다. 이사는 "경찰을 불러 그 보호자를 병원에서 당장 내보낼 것이다"라고 대답했다. 15분만 시간을 달라고 나는 요구했다.

이사는 내가 이런 사태를 수습해줄 것으로 생각한 모양이나, 어림도 없는 이야기다. 나는 지역 텔레비전 방송국의 활동가로 유명한 보도기자에게 전화를 했다.

"울고 있는 어린아이와 함께 있기 위해, 면회 시간을 1시간 연장해달라는 보호자가 경찰에 의해 병원에서 내쫓길 처지에 있습니다."

"카메라를 들고 곧 현장으로 달려갈 테니 20분 정도만 그대로 계십시오."

"알았으니 빨리 어떻게든 해보시오."

그리고 나서 나는 이사에게 다시 전화를 넣었다.

"20분만 기다려주십시오. 곧 보도진이 밀려들어, 경찰이 보호자를 강제로 내쫓는 장면을 카메라에 담을 예정이니까요."

그러자 이사는 이렇게 말했다.

"알았소. 오늘은 이쯤에서 끝내기로 하고 내일 내 사무실로 오시오."

다음날 아침, 나는 사무실로 갔고, 이사로부터 이런 통보를 받았다.

"어제의 사건으로 당신을 해고할 생각이오."

"잘 알겠습니다. 그런데, 그렇게 되면 뒷수습이 어려울 텐데요. 나는 곧 신문사로 가서 대소동을 일으킬 테니까요."

"정말 그렇게 할 생각이오? 당신은 지금 무슨 짓을 하고 있는지 잘 모르고 있는 것 같은데."

"아니, 누구보다도 잘 알고 있습니다."

이사는 질려버렸다.

"좋소. 당신 환자에게 면회를 오는 사람은 있고 싶은 만큼 있을 수 있도록 하겠소. 단, 이 일은 병원 직원들에게는 비밀로 해주시오."

이것이 사건의 전말이다.

입원 환자에게 있어, 병원의 규칙을 깨뜨리는 일은 생사를 건 문제이다. 그것은 혼자서 할 수 있는 일이 아니다. 신뢰할 수 있는 사람이 언제나 옆에 있는 것이 필요하다. 그것도 가족이나 가까운 친구가 아니면 안 된다. 내 경험에 따르면, 가난한 가정일수록 가족 간의 결속이 강하고, 가족 중 누군가가 언제나 옆에 있어준다. 그러나 부유한 가정은 그렇지 않다. 중류나 상류 가정은 가족 전부가 모두 일을 하므로 "일 때문에 바쁘다" "옆에 붙어 있는 것이 귀찮다"며, 간병인을 따로 고용한다. 이것을 계기로 나는 부유한 가족과 그렇지 않은 가족에 있어서 가족 간의 유대가 왜 이토록 차이가 있는 것일까 하고 곰곰이 생각하게 되었다.

병원에 맞서 환자를 돌보는 법

옆에서 돌봐주는 사람은 가족이나 친구를 불문하고 하지 않으면 안 되는 역할이 몇 가지 있다. 우선, 환자의 영양 관리이다. 환자 자신도 입원 중에 영양실조가 되는 일이 없이 무사히 생환하기 위해서는 영양 관리를 확실하게 하지 않으면 안 되며, 병원의 식사로는 부족하기 때문에 집에서 준비해오도록 옆에서 돌봐주는 사람에게 부탁해야 한다. 병원식으로도 충분한 경우는 예외이나, 자신의 평상시 식생활을 생각하여 적절히 보충해야만 할 것이다.

옆에서 돌보는 사람은 간호사나 기사가 검사를 이유로 식사를 주지 않거나 중단시킬 경우, 환자 대신 항의하지 않으면 안 된다. 또한 환자가 쇠약해 있거나 식욕을 잃어 잘 먹지 못할 때에는 식사 시중을 들어줘야 한다. 식사 내용을 적어두었다가 의사에게 보고하고, 특별한 식사요법을 행하고 있는 환자의 경우는 음식이 적절한가 어떤가를 확인하는 것도 잊어서는 안 된다.

환자가 복용하는 약의 관리도 돌봐주는 사람의 몫이다. 잘못 복용하는 경우를 피하기 위해서이기도 하며, 다른 환자의 약과 혹시 바뀔 수도 있기 때문이다. 또한 수술 순서를 확인하고 환자가 있는 장소를 파악해두며, 검사를 할 때에는 환자와 함께 행동하도록 한다. 방사선 검사를 할 때에는 검사실까지 동행하고, 환자가 혼자서 적적하게 기다리는 일이 없도록 신경을 쓰며, 적절한 검사인가 아닌가를 확인한다.

그 외에 치료의 방침과 경과에 관해서 의사에게 질문하고, 간호사에게는 정맥주사액의 상태를 확인해달라고 하고, 감염증 환자와 같은 병실에 있지 않도록 배려해주기를 청한다. 특히 의사가 환자와 접촉할 때에는 "선생님, 우선 손을 씻어주십시오"라고 요구한다. 의사가 병실에서 병실로, 환자에게서 환자에게로 옮겨다니며 회진하고 있는 것을 가만히 보고 있으면, 손을 씻는지 씻지 않는지 알 수가 있다. 설령 손을 씻는다 해도 그저 적시는 정도로 적당히 해버리고 마는 경우도 종종 있다. 그럴 때에는 의사에게 깨끗이 손을 씻어달라고 요구해야만 한다. 의사의 손에 무엇이 묻어 있는지 알 수 없기 때문이다.

특별한 일이 없는 때는, 환자의 정신적인 면을 보살피는 것도 돌봐주는 사람의 몫이다. 입원 생활에서 환자가 받는 정신적인 고통은 이루 말할 수 없기 때문이다. 병원 직원의 냉대나 치료의 피해로 환자가 심신의 고통을 받고 있는 때야말로, 가족이나 친구가 둘도 없는 위안이 되는 것이다.

웬만큼 괜찮은 병원이라 해도, 무섭고 위험하기는 마찬가지다. 환자가 마음의 의지와 보호를 가장 필요로 하고 있는 때, 가족이나 친구로부터 그것을 얻을 수 있다는 것은 더할 나위 없는 정신적인 재산이다. 돌봐주는 사람과 환자의 결속이 굳어지면 굳어질수록, 간호사나 직원은 곤혹스러울지도 모르나 그건 상관할 바가 아니다.

돌봐주는 사람으로부터 따뜻한 보살핌을 받은 환자는, 진심어린 보살핌에 의하여 보호받으며 사랑받고 있다는 것을 실감할 수 있기 때문이다.

5 의사가 가정에 관계할 때

가정을 공격하는 가정의학

가정을 붕괴시키는 요인 중에서, 현대의학을 능가하는 것은 없을 것이다. 가정의 붕괴는 벌써 몇 년 전부터 이야기돼 오고 있는 것이다. 미국에서는 현재 어린아이 6명 중 1명이 한쪽 부모 밑에서 길러지며, 부부의 절반이 별거나 이혼 중이다.

'가정'이라는 말 그 자체가 이미 본래의 의미를 잃어버리고 말았다. 현재 세 사람 이상의 어른이 동거하고 있는 가정은 전 세대의 5퍼센트, 20세대 중 겨우 1세대에 불과하다. 어린아이, 부모, 조부모, 숙부, 숙모, 종형제가 갖추어진 가족을 '대가족'이라고 부르며, 핵가족화가 초래할 폐해를 현대인들은 그저 외면하고만 있다.

전문가는 '핵가족'이라는 명칭을 보급시켜, 핵 에네르기라는 말이 본래 품고 있던 명확하고 발전적인 이미지를 무너져가는 가족상을 위장하는 데 교묘히 악용하고 있다.

핵가족의 중심에 있는 것은 무엇일까? 부모인가, 자녀인가, 아니면 이도 저도 아닌가. 그 어느 것도 옳은 답이 아니다. 핵의 본질, 그것은 폭발과 불안정이다. 가족을 핵가족이라고 부르는 것은, 사람들에게 폭발과 불안정을 연상시킨다. 핵이 본래의 운동을 시작하여 가족을 뒤흔들어놓으면, 핵가족은 분열하고 급기야는 붕괴를 맞게 된다.

학교나 교사도 가정 붕괴의 장본인으로, 때로는 그것을 실행하는 당사자가 되기도 한다. 그러나 그 진두에서 지휘를 하고 있는 것은 역시 의사이다. 그들이야말로 가정 붕괴의 주범인데 왜냐하면 그들의 지지 없이, 즉 현대의학의 지원 없이는 가정을 해치려는 그 어떤 시도도 성공할 수 없기 때문이다. 게다가 현대의학이 내걸고 있는 '성전(聖戰)'은 학교 등에 비교도 할 수 없을 정도로 파괴적이고 광포하다.

'가정의학'이라는 개념의 근원은 지극히 건전하다. 그러나 의사에 의해서 이 개념은, 환자의 가정에 개입하기 위한 수단이 되어버리고 말았다. 현대의학은 가족의 정이나 인연 등은 가치가 없다는 논리에 따라 가정을 무용한 것으로, 기피해야 할 것으로 간주하고 있다.

의사가 왕진을 하지 않게 된 것은, 병원이나 진료소에서 더 많은 환자를 진찰하기 위해서라고 사람들은 생각하고 있다. 그러나 진상은 그렇지가 않다. 단지 환자의 가정, 즉 적진(敵陣)에서 진찰하고 싶지 않기 때문인 것이다. 병원이나 진료소라면, 환자가 모여들 뿐만 아니라 환자를 가족의 영향으로부터 쉽게 떼어놓을 수가 있다. 환자의 가정에 개입해 적진을 제압하고 가족의 정을 끊어놓는 일은, 의사에게 있어서도 별반 이익이 없으며 더군다나 싸움을 유리하게 이끌 수도 없다.

의사가 말하는 가정 의학을 확립시키려면, 가정의 윤리와 신념 대신에 의사 자신들의 윤리와 신념을 가정에 제시하고, 가정이 해온 역할을 빼앗아 그것을 대신 연출할 필요가 있다. 그때 의사가 환자의 가족과 공감한다거나 가정의 전통이나 정을 공유하는 일은 결코 일어나지 않는다. 의사의 관심사는 각 환자의 가정에 사건을 일으키는 것뿐이다.

환자의 죽음은 의사에 있어서는 비극이 아니다. 환자는 어디까지나 환자일 뿐 가족이나 친지가 아니다. 의사는 학생 때부터 환자와는 거리를 두라는 소리를 귀에 못이 박이도록 듣는다.

의사는 가정에 위기가 생기면, 정신적으로 개입할 기회를 엿보고 있다가 이때다 싶을 때, 가정에 개입하여 상황을 제압한다. 태어나서 성인이 되고, 결혼하고, 그리고 죽는 게 결국 인생의 전부인가 하는 회의에 고통당하고, 그것의 불가해함이 압도해오는 절박한 순간들마다 모든 종교는 예배와 기도로 우리를 위로해준다. 그러나 현대의학이라는 종교는, 다른 종교가 이런저런 의식을 통해 가정을 뒷받쳐주는 데 반해 오로지 가정을 파괴하는 데만 몰두할 뿐이다.

병원이 얼마나 위험한 장소인가는, 4장에서 지적한 대로이다. 현대의학이라는 종교는 전쟁터인 병원을 편안한 '가정'이라고 사칭하고 있을 뿐만 아니라, 다른 종교라면 도저히 상상도 할 수 없는 일들을 일상적으로 행하고 있다. 어떤 의식이든, 일단 그것이 당연시되어 버리면 누구도 이의를 제기할 수 없어진다.

출산에 개입한 산부인과 의사

핵가족의 세 번째 구성원, 즉 자녀의 출산을 예측하면서부터 현대의학의 개입은 갑자기 격렬해졌다. 보통의 종교라면 합리적이고 신중한 의식으로 해결할 일도 의사는 문제가 있든 없든 상관없이, 위기를 부추기고 일방적으로 공격을 개시한다.

도화선에 불을 당기는 것은 산부인과 의사이다. 출산이 병인 것처럼 보이게 하여 수술을 피할 수 없는 상황으로 몰아간다. 출산의 95퍼센트 이상은 합병증이 생기지 않지만, 산부인과 의사가 이러한 사실을 인정하고 나선다면, 자신들 일의 95퍼센트 이상이 불필요하다는 것이 세간에 알려지고 만다. 만일 이렇게 된다면 산부인과 의사는 격감하고, 건전한 가정이 한꺼번에 증가될 텐데…….

비꼬아 말한다면 병원에서의 출산은 분만실이 아닌 수술실에서 모든 것이 행해진다고 해도 과언이 아니다. 집에서 아기를 낳는 것과 비교하면, 병원에서 아기를 낳는 데에 위험한 요소가 훨씬 많다. 태아에게 진통과 분만의 고통을 줄 확률이 6배, 난산이 될 확률이 8배, 소생술을 필요로 할 확률이 4배, 감염증에 걸릴 확률이 4배, 일생 동안 장애를 지니게 될 확률이 30배로 병원에서 아기를 낳는 경우, 이러한 위험이 신생아를 엄습하게 되고 한편 산모도 다량의 출혈에 의한 위험에 빠질 확률이 3배 높다.

일단 임신부를 밀실로 데리고 들어가면, 그곳은 산부인과 의사의 진지(陣地)로 모든 것을 자기들 마음대로 할 수 있다. 자신의 힘을 과시라도 하려는 듯 임신부의 존엄성을 무시한 파렴치한 처사가 차례차례

행해진다. 임신부는 우선 질 주위의 음모를 제거당한다. 1930년대 이후 출산에 앞서 행해지는 이런 행위가 박테리아균의 발생을 감소시키기는커녕 오히려 증가시킨다는 사실이 알려져왔음에도 불구하고 지금까지 행해지고 있다. 그리고 나서 분만실의 침대에 누워 좌우의 발걸이에 다리를 올려놓고 다리를 크게 벌린다. 이러한 체위는 산부인과 의사의 욕구를 채우기 위한 의미밖에 없어 보인다.

임신부의 몸에는 정맥주사가 연결되어 있어, 필요하다고 판단되면 그것을 통해 언제든지 마취약을 주사할 준비가 되어 있다. 가족으로부터 격리되어 있을 뿐만 아니라, 임신부는 신체의 자유마저 빼앗긴 채 누워 있다. 이미, 산부인과 의사는 분만을 어떻게 행할 것인가를 결정하고 있는 것이다.

마취로 임신부는 감각과 기억을 잃어버리고, 아기를 낳는다는 실감마저 잃는다. 산부인과 의사가 임신부에게 마취를 시키는 것은 도마 위의 잉어에게 칼을 대기 위한 것이다. 그때 메스로 자르는 의례가 바로 제왕절개인 것이다. 제왕절개는 후유증을 동반하며, 그 중 어떤 것은 증상이 산후 수주 간에서 몇 달에 걸쳐 나타나기도 한다. 자연 분만이 아닌 방법으로 태어난 아기와 엄마 사이에는 애정이 싹트기 어려우며, 그 때문에 엄마에 의한 학대가 나타나기 쉽다.

산욕기(産褥期 : 산후, 모체가 회복할 때까지의 기간. 통상은 6~8주)는 출산 직후의 산모와 아기가 모자의 정을 깊게 하는 중요한 시기인데, 제왕절개는 그것을 엉망으로 만들어버린다. 산욕기 초기, 마취가 가시지 않은 엄마와 갓난아기는 함께 지낼 수 없으며, 또한 수술 탓으로 산후의 분비가 원활하지 못하여 기분도 우울해지기 쉽다. 그뿐인가. 출산에서 맛본 실망과 고통 때문에, 출산 그 자체가 불쾌한 기억으로 남아 버린다.

산모에게는 산후의 귀중한 수시간 혹은 수일 간을 아기와 상쾌한 기분으로 지낼 수 있는 당연한 권리가 있으나, 진통과 분만뿐 아니라 회음절개나 마취에 의하여 산모는 지치게 된다. 게다가 산모가 거부하지 않는 한, '모자 별실'의 원칙에 따라 갓난아기는 신생아실이라고 하는 강제 수용소로 옮겨진다.

병원의 규칙이라는 것은, 출산이라는 귀중한 경험으로부터 가족을 떼어놓는 수단일 뿐이다. 면회 제한으로, 한 번에 한 사람이나 두 사람만 아기를 만날 수 있다. 이는 가족 간의 관계를 소원해지게 만드는 것이다. 남편, 아버지, 어머니, 시아버지, 시어머니, 숙부, 숙모, 종형제 중에서 누구를 선택해야 한단 말인가! 덕분에 갓난아기의 형이나 누나는 대개 면회가 거절되고, 설령 허락되었다고 해도 유리창 너머로 들여다 볼 수 있을 뿐이다. 이러한 상황에서 어떻게 가족의 일체감을 얻을 수 있단 말인가!

아기에게서 모유를 빼앗아가는 사람

가정 그 자체를 붕괴시키는 데 한몫하는 것은 소아과 의사도 마찬가지다. 소아과 의사가 모자에게 가하는 최초의 공격은, 갓난아기에게 무엇을 먹여 기를 것인가를 결정하는 육아 지도이다. 자연의 섭리에 따라, 엄마에게는 모유라고 하는 은혜가 충분히 주어져 있으나 소아과 의사는 그

것이 잘못된 것이라고 말한다. 의사는 "우유는 모유와 영양이 똑같은 우수한 대용 식품이다"라고 말한다. 내가 소아과에서 실습을 받을 때, 모유와 우유 중 어느쪽이 좋은가를 묻는 아기 엄마에게 이렇게 대답하라고 배웠다. "선택은 엄마에게 달려 있습니다. 엄마가 어느쪽을 선택하든 소아과 의사로서 가능한 모든 원조를 다 할 테니까요." 이는 결국 아무렇게나 해도 좋다는 이야기인 것이다.

따뜻한 물로 섞어 흔들어야만 하는 우유는 칼로리만 지나치게 높고 영양가는 열악한 인스턴트 식품의 원조이다. 따라서 '우유는 영양이 모유와 거의 비슷한 우수한 대용 식품이다'라는 얘기는 예나 지금이나 한낱 허구에 지나지 않는다.

우유는 어디까지나 송아지를 위한 모유이다. 사람의 갓난아기는 사람의 모유로 기르는 것이 생물학적인 법칙인 것이다. 소와 사람의 모유는 조직의 성질과 성분이 서로 다르다. 같은 포유류라고 해도 —— 예를 들어 송아지에게 돼지의 젖을 먹였더니, 송아지가 병에 걸려 죽고 말았던 예에서도 알 수 있듯이 —— 모유의 성질은 다 다른 것이다. 따라서 우유와 같은 인스턴트 식품을 자신의 식량으로 삼게 된 갓난아기는, 모유로 키워진 갓난아기와 비교하여 병에 걸릴 확률이 극히 높을 수밖에 없다.

우유로 길러진 아기가 걸릴 가능성이 높은 병명을 열거하자면, 설사, 배앓이(발작성의 격심한 고통), 위장의 감염증, 호흡기계의 감염증, 뇌막염(뇌와 척수를 싸고 있는 막의 염증으로 고열, 두통, 구토, 경련, 의식 장애 등의 증상을 나타내며 사망률이 높다. 가령 나았다 하더라도 장애가 남을 위험이 있다), 천식, 발진, 알레르기, 폐렴, 기관지염, 비만, 고혈압, 동맥경화, 피부염, 발육 장애, 테타니(긴장성 근육 경련), 갑상선기능저하증, 조직의 국부적인 죽음을 일으키는 전 장기의 염증, 젖먹이 유아의 돌연사 증후군(SIDS) 등이다. 갓난아기에게는 참을 수 없는 악몽의 연속인 것이다.

과학적, 생물학적인 측면에서 보아도, 우유를 가공하여 가루로 만든 분유(육아용 분유)가 모유를 대용할 식품이라고는 생각할 수 없다. 그리고 무엇보다도, 엄마들의 99퍼센트 이상이 모유로 아기를 키울 수 있다는 사실이다. 태어난 아기가 설령 미숙아일지라도 모유로 길러져야만 한다.

소아과식 이중 사고

소아과 실습생 시절, 나는 이블린 런딘이라고 하는 뛰어난 간호사를 만나 강한 영향을 받은 적이 있다(그것에 관해서는 지금도 그녀에게 감사하고 있다). 그녀는 미숙아 담당으로, 체중이 900그램밖에 되지 않는 갓난아기는 물론 모든 미숙아의 엄마들에게 갓난아기를 모유로 기르도록 격려하고 있었다. 아니 그렇다기보다는, 모유로 기를 것을 요청하고 있었다. 자기 아내의 모유를 젖병에 담고 있던 남편들의 모습이 아직도 눈에 선하다.

미숙아의 경우에도, 모유를 수유한 쪽이 우유를 먹는 쪽보다 훨씬 발육이 양호했다. 나는 체중이 2000그램 이하의 미숙아도 모유로 키워 무사히 퇴원시켜왔다. 엄마에게 모유로 키울 결의가 없으면, 나는 입원을 허가하지 않고 있다.

모유에는 우유에 없는 이점이 있다는 사실을 엄마들에게 설명함으로써 나는 우유 지상주의를 퍼뜨리는 소아과의 불합리한 관행과 맞서고 있다. "우유는 위험합니다"라고 지적하면, 다른 소아과 의사에게 뛰어가는 엄마들도 있을 것이다. 그러면 그 의사는 모유를 먹는 아기가 건강하게 큰다는 사실 따위는 무시하고 이렇게 말할 것이다. "최근의 우유는 모유에 가깝기 때문에 모유 지상주의에 빠지지 말고, 유연하게 대처하십시오." 이런 이야기를 통해, 엄마들의 죄책감을 덜어주는 것이다. 소아과에서 하는 일이란 게 기껏해야 이 정도인 것이다.

완전 모유 육아를 주장하는 소아과 의사는 손꼽을 정도밖에 없으나 "모유가 제일이지만, 우유에도 같은 정도의 영양가가 있습니다"라는 식의 말을 하는 소아과 의사는 비로 쓸어버려야 할 정도로 많다. 이러한 모순된 육아법을 인정하는 소아과 의사의 사고 방식을 나는 '소아과식 이중 사고'라고 부르고 있다.

소아과에서는 모유를 권하면서도, 엄마들에게 가루 분유의 무료 샘플을 건넨다. 모유만으로는 영양이 부족하다며, 우유의 혼합 영양을 권하면서 수유 용품 일체를 내미는 것이다. 그리고 발육 곡선을 보고 체중이 늘지 않는다며 결국은 우유를 권한다(그 발육 곡선 그래프는 가루 분유 제조회사가 작성한 것이다).

그러면서도 소아과 의사는 모유를 먹임으로써, 갓난아기가 모체로부터 면역 능력을 전해받아 여러 가지 감염증으로부터 안전할 수 있다는 사실은 가르쳐주지 않는다. 또한 갓난아기의 뼈의 성장과 지능의 발달을 모유가 촉진시켜준다는 사실도 가르쳐주지 않으며, 모유 육아가 엄마의 유방암 예방에 효과가 있다는 사실도 알려주지 않는다.

모유 육아는 가족을 위해서도 좋은 일이다. 엄마와 아기를 연결하는 끈은 모유를 먹일 때 비로소 확고해지는 것이다. 갓난아기가 유두를 빨 때 엄마와 아기의 상호작용이 이루어지고, 젖을 빨림으로써 엄마의 체내에서는 프로락틴이나 옥시토신이 분비된다. 이들 호르몬에는 산후의 출혈과 불쾌감을 완화시켜주고, 자궁을 빨리 수축시켜서 본래의 상태로 되돌릴 뿐만 아니라, 엄마가 된 기쁨을 실감케 하는 작용이 있다. 반면 가루 분유는 아무리 타서 먹여도, 엄마로서의 기쁨 따위는 꿈도 꿀 수 없다. 인공유(乳) 육아는 정해진 시각에 수유를 해야 한다는 부담만 줄 뿐이다. 규칙적인 수유는 설령 지켜질지 모르지만, 엄마와 아기뿐만 아니라 결국은 가족 전원에게 어떤 종류의 희생을 강요하게 된다.

육아 노이로제에 걸리는 엄마들

갓난아기를 안고 퇴원할 때도, 의사는 가족을 분열시키려는 시도를 끊임없이 한다. 퇴원시에 소아과 의사와 보육실 직원들은 이런 육아 지도를 해준다. "이것만은 잊지 않도록 하세요. 혹시 아기가 울기 시작하면, 울고 싶은 만큼 울게 내버려두세요. 아기는 울어야 폐가 튼튼해집니다. 그리고 엄마는 아기가 무언가 요구하는 듯한 몸짓을 해도, 울면 들어주지 않는다는 것을 가르쳐야 합니다."

이런 지도는 아기의 본능뿐만 아니라 모성 본능까지 무시한 폭언이다. 아기가 우는 것은 무언가 원하기 때문이다. 의사는 그렇게도 자연의 섭리가 틀렸다고 말하고 싶은 것인가.

아기의 탄생을 계기로, 소아과 의사는 의사로서의 권위를 내세워 모성을 무시한 육아 지도를 시작하고, 그 결과 엄마는 스스로의 판단에 대해 자신감을 잃어간다. 그리하여 의대 졸업증과 소아과 실습 수료증에 의해 증명된, 혹은 전문 교육자 자격으로 무장된 의사 앞에서 굴복하게 되는 것이다.

남성 소아과 의사라면 육아 경험이 없는 경우도 있고, 게다가 출산 경험은 두말할 필요도 없다. 그러할진데 아기가 우는 소리의 의미를 엄마나 할머니보다도 더 잘 알고 있다는 것을 어떻게 이해해야 할까? 그것을 어디에서 배운 것일까? 이런 물음에 대해 소아과 의사는 벽에 장식된 액자 속의 의사 면허증을 가리킬 것이다.

소아과 의사와 만나는 시간이 한 달에 아주 짧은 몇 분 간만이라 해도 소아과 의사가 권하는 일단의 전문가들, 이를테면 스포크(Spock), 솔크(Salk), 기놋트(Ginott), 베텔하임(Bettelheim) 등의 저명한 학자들의 실로 다양한 의견들은 젊은 엄마를 혼란스럽게 하기에 충분하다. 의사가 목적한 대로, 젊은 엄마들은 무엇을 믿어야 좋을지 확신할 수 없게 되는 것이다.

많은 양의 육아 지도 정보에 압도되어, 엄마는 어느 것이 옳은 것인가 간파할 수 있는 지혜를 갖지 못하는 경우가 많다. 육아에 대한 자신의 생각과 신념에 자신을 갖지 못하고, 소아과 의사로부터 "엄마나 할머니의 지혜는 과학적이지 않기 때문에 신뢰해서는 안 된다"고 강제당하기 때문이다. 그 결과, 소아과 의사가 말하는 엉터리 '현명한 판단'을 믿고 머릿속이 혼란해진다.

미국에서는 많은 가정이 친척과 떨어져 살고 있다. 자신의 어머니나 할머니가 옆에 있다면 혈육 간의 접촉이 힘이 되고 격려가 되는데, 지리적으로 제약이 있으면 그것조차 가능하지 않다. 젊은 엄마들이 가벼운 육아 노이로제부터 심한 경우에는 정신 착란에 빠져버리는 것도 무리는 아니다. 산후 수개월의 극히 중요한 시기에 집 안에 아기와 단둘이 남겨져 있기 때문이다.

그 사이, 엄마는 여러 전문가의 서로 모순되는 의견을 듣거나 읽으며 머리를 싸매게 된다. 이것만으로도, 아기가 태어난 지 만 1년이 될 무렵에는 육아 노이로제가 되고도 남을 일이다(아버지가 같은 환경에 놓여졌다면 아마 1개월도 걸리지 않을 것이다).

집에는 도와줄 사람이 아무도 없기 때문에, 엄마는 자신을 지키기 위하여 가정으로부터 도피하려고 한다. 부부 사이에는 골이 생기고, 그 책임을 서로에게 전가하며, 결국 이혼이라고 하는 돌이킬 수 없는 결과에 다다른다. 거기까지 가지 않더라도, 여성은 '자기 만족을 얻고 싶다'는 이유로 일을 찾아서 집을 나선다. 어느쪽이든 어린아이는 보육원에 맡겨지고, 가족으로부터 제외된 사람으로 취급되어 버리고 마는 것이다.

독립을 강요받는 아이들

일을 통해 자기를 실현한다는 생각은 환상에 지나지 않는 경우가 많다. 이것은 여성에게만 국한되는 것이 아니라, 남성도 마찬가지다. 일의 대부분은 기대하는 만큼 '만족감을 얻을 수 있는 것'이 아니다. 정해져 있는 지루한 노동을 단지 기계적으로 소화할 뿐이다. 그래도 계속 일을 하는 것은 먹고 살아가기 위해서이다.

가정을 꾸리고, 아이들을 기르는 데 힘을 다하는 것보다 여성에게 만족감을 안겨주는 일은 아마 없을 것이다. 물론 여성도 자아 실현을 위해 가정에만 안주할 게 아니라 밖으로 나가 적극적으로 활동의 장을 구해야 하겠지만, 경제적인 도움도 얻으면서 자아 실현을 이룰 만한 일을 찾기란 그리 쉽지 않다. 이는 남성의 경우에도 마찬가지이다. 가령 발견했다 하더라도 매일매일 바쁘게 같은 일을 반복하는 동안에, 마침내 자신이 가장 하고 싶었던 일을 할 시간이 거의 없다는 사실을 알아차리게 된다. 게다가 애초에 생각했던 것처럼 단지 일이 좋아서만이 아니라, 남성과 마찬가지로 출세 경쟁에서 승부하기 위해 일에 매달리게 된다. 이러한 생존 경쟁은 누구에게나 스트레스를 주는 불건강한 것이다. 가정 밖에서 얻어진 만족감은 대부분의 경우 환상에 지나지 않으나, 그 환상이 가정에 미치게 되면 현실에 심각한 그림자를 드리울 수 있다.

옛날의 어린아이들은 여섯 살이 되면서부터 집단 생활을 시작했으나 지금은 보육원이 각지에 생겨서, 입원이 허락되기만 하면 엄마는 곧 어린아이를 그곳에 보낸다. 최근에는 0세 아기들의 교육이라는 것도 있을 정도다.

옛날 보육원에서는 식사가 나오지 않았기 때문에 어린아이가 보육원에서 지내는 시간은 겨우 몇 시간 정도였고, 나머지는 집에서 지냈었다. 그렇지만 지금은 그렇지가 않다.

유럽의 보육원은 엄마가 일하는 공장이나 가게, 사무실과 같은 장소에 있든지, 그렇지 않으면 직장에서 가능한 한 가까운 곳에 마련되어 있다. 아직 성숙하지 못한 아이가 엄마와 떨어지는 것을 받아들여야 하는 정신적 쇼크를 완화시키기 위한 배려로, 엄마는 점심 시간에 아이를 만나러 가서 함께 식사를 하기도 한다.

그에 반해 미국의 보육원은 엄마의 직장에서 먼 곳에 있기 때문에, 엄마는 아침 일찍 아이와 헤어져야만 하고, 곧 멀리 떨어진 직장을 향해 가지 않으면 안 된다. 그래서 직장에서 8시간이나 9시간, 혹은 10시간 동안 '만족감을 얻을 수 있는 일'을 하고 완전히 지쳐버려 집에 돌아온 후에도 가족을 상대해야 한다고 한탄을 늘어놓는다.

보육원에서 아이를 돌봐주는 사람은 엄마가 아닌 생판 모르는 타인이다. 본래 어린아이는 가정에서 길러지는 것이 자연스러운 것이며, 거기에서 가족 간의 미묘하고 섬세한 역학(力學)이 아이의 성장에 일정한 작용을 하게 된다. 그러나 현대 사회에서는 대부분의 아이들이 인격 형성에서 가장 중요한 시기인 유아기를 타인의 손에서 보내고 있다. 따라서 친자 간의 골을 메우는 교육을 보육원이 담당하게 된다. 그 때문에 대학이나 단기 대학에는 수료시 육아 전문가 자격을 인정하는 '유아교육과'가 설치되어, 육아 경험이 없는 육아 '전문가'를 양성하고 있다.

보육원 중에는 저녁을 주는 곳도 있다. 1960년경까지만 해도, 초등학교에서도 급식을 시행하는 곳은 드물었는데, 지금은 어느 초등학교나 당연한 듯이 급식을 시행하고 있다. 급식 때문에 어린아이는 집에서 식사할 기회를 잃게 되었으며, 급식 시간은 짧게 배정되어 있다.

이렇게 하여, 어린아이의 성장기에 부족해서는 안 될 가족 간의 단란한 시간이 줄어든다. 드디어 어린아이는 가정의 중요함을 잃어버리고, 가족으로부터 정말로 독립하여 성장해가는 것이다.

왜 이렇게 되어버린 것일까? 그것은 의사가 '독립'이라고 하는 언어의 의미를 잘못 알고 있음에도 불구하고, 그 잘못된 가치를 인정하고 장려해왔기 때문이다.

나는 뉴욕에 살고 있는 어떤 가족의 일을 기억하고 있다. 그 가족은 젊은 부부에 자녀가 셋이었는데, 남편이 직장을 잃어서 부인이 일을 하기 시작했다. 나중에 남편도 다시 일을 찾았으나, 부인은 그 후에도 계속 일을 하였고 드디어 커다란 보육원의 소장이라는 지위에까지 오르게 되었다. 세 살이 된 아들도 그 보육원에 다니고 있었다. 내가 그 남편에게 "그것 참 잘되었네요. 아이가 엄마 옆에 같이 있을 수 있어서 안심이네요"라고 말했더니, 남편은 놀라며 이런 말을 하는 것이었다. "당치도 않습니다. 나는 아들에게 빨리 독립심을 길러줘야 한다고 생각하고 있습니다." 남편의 설명에 의하면, 이 부부는 독립심을 확실하게 길러주기 위해 아들을 엄마와 다른 버스로 통학시키고 있다는 것이었다. 이 아빠는 나중에 그런 식으로 아들에게 독립심을 길러주려고 했던 것을 후회하게 되었다. 세 살 된 아이에게 있어서는, 독립심을 강요받는 것보다 건전한 의미에서의 의존이 자연스러운 것이다.

그 젊은 아빠에게 그러한 교육관을 심어준 건 과연 누구일까? 다름 아닌 소아과 의사이다. "어린아이의 독립심을 기르기 위해서는 가능한 한 빨리 부모와 떨어지도록 해야 한다"라고 말하는 소아과 의사의 모습이 쉽게 그려진다.

소아과 의사에게는 묘한 습성이 있다. 어린아이가 울어도 그대로 울게 내버려두라는 지도를 비롯해서, 육아 문제를 의사에게 의존하도록 하여 가정 문제 참견자로서 인정받으려는 습성이다. 그러나 엄마와 아이 사이의 의존이야말로, 건전한 가족관계를 만드는 원천이다. 가족이라는 것은 구성원 사이의 의존에 힘입어 살아가야 하는 존재인 것이다.

따라서 나는 이런 제안을 하고 싶다. 그날 그날을 모두 '가족 의존 기념일'로 정하여, 가족 전원이 이 기념일을 축복하면서 살자고 말이다.

가족을 분열시키는 정신과 의사

어린아이가 학교에 가야 할 연령이 되면, 현대의학은 교육 전문가의 협력을 얻어 어린아이를 가정으로부터 점점 떼어놓으려고 한다. 부모야말로 진정한 아이의 교사임에도 불구하고, 부모는 그 역할을 빼앗기고 있을 뿐만 아니라 어린아이의 교육에는 입도 뻥긋하지 못하고, 학부모교사회의(PTA) 주최 바자나 그곳에서 주최하는 무의미한 행사들에 대해서만 고민하고 있다. 엄마는 아이의 지성이 단련되는 교육의 현장으로부터 멀어져버리고, 숙제조차 도와줄 수가 없다.

학부모교사회의의 회합 때문에 부모는 집을 비우고, 어린아이는 어린아이들끼리 무리를 지어 많은 시간을 가정으로부터 떨어져 보내게끔 되었다. 이렇게 하여, 부모와 자식 간의 관계가 점점 소원해지는 것이다.

혼란한 중에도 부모는 문제를 해결하려고 애쓰지만, 근래에 와서는 자녀들과의 의사 소통이 쉽지 않기 때문에 효과적인 방법을 찾기가 어렵다. 그래서 그나마 가졌던 약간의 자신감마저 잃어버리고 만다. 드디어 정신과 의사가 나설 차례가 된 것이다. 이른바 정신요법(혹은 심리요법)이라는, 현대의학교에서 약간의 성격을 바꾼 치료법을 담당하기 위해 채용된 정신과 의사는, 그 쪽에서 성공을 거두고 있는 프로들이다.

정신과 의사는 문제를 안고 있는 가족을 위해 필요한 지식을 동원한다. 이를테면 부모에게는 어린아이를 형용하는 다음과 같은 표현들을 가르친다. 무책임, 나이에 비하여 유치하다, 적대심, 정서불안증, 참을성이 없다 등등. 한편, 어린아이에게도 부모를 형용하는 표현들을 가르친다. 규칙투성이, 속박, 억압적 과보호, 거절 등등. 어느쪽이나 부모와 자식이 서로 비난할 때 던지는 표현들로, 가정을 수라장으로 만드는 부정적인 요소를 간직하고 있다. 배운 대로 사용해버린다면, 가족은 관계를 회복하기는커녕 서로 이해하려는 노력조차 하지 않게 되어버리는 그런 표현들이다.

원래 정신의학은 가족을 대립시키고 분열시킬 위험성을 내포하고 있다. 정신과 의사는 환자에게, 부모나 배우자의 결점을 말하도록 유도한다. 적절하게 사용되어진다면, 그 치료법은 가족 간의 긴장을 풀어주고, 환자의 불안한 심리를 완화시켜 마음의 응어리를 풀어주는 효과를 가져온다.

그러나 이 치료법이 적절하게 사용되는 경우는 좀처럼 없다. 정신요법을 받았다는 사람들 중에서, 번민이 해소되어 정신적으로 다소 편안하게 되었다는 사람들을 만나본 경험이 내겐 거의 없다. 그도 그럴 것이, 정신과 의사는 환자가 언급하지도 않은 먼 과거로부터 정신분석을 행하기 때문에, 환자가 좋아질 리가 없는 것이다.

예약된 시간이 초과되면 '마음속에 적의가 숨겨져 있다'고 진단하고, 빨리 가려 하면 '마음속에 불안이 소용돌이치고 있다'고 진단한다.

시간이 조금 더 지나면 '마음속에 강박 관념이 깔려 있다'고 진단해버리는 형편이다. 이쯤 되면 환자는 어찌해야 좋을지 몰라 오히려 분열을 일으킬 지경이 되는 것이다.

미국에는 가정 문제에 대해 상담을 받기 위해 정신과 의사를 방문하는 부부들이 많이 있다. 나는 그런 부부를 볼 때마다 '이혼은 이제 시간 문제다'라고 확신한다.

가정을 구할 방법을 찾아주어야 할 전문가 집단이 안겨주는 정신적인 피해는 측정할 수 없을 정도로 심각하다. 가정을 하나로 묶는 정신적인 구심점을 그들이 제공하는 경우는 거의 없으며, 도리어 그나마 가정을 지탱하고 있던 힘조차 무력화시켜버린다. 그 결과 가정은 더할 나위 없이 냉랭한 장소가 되고, 이런 상황에서 자녀가 대학에 갈 연령이 되었을 때는 한시라도 빨리 집에서 도망치고 싶어지는 것이 당연할 것이다. 정신과 의사의 잘못된 충고에 현혹되어, 서로 공감하지 못하는 살벌한 환경에서 살고 싶어하는 젊은이들은 아마 한 사람도 없을 것이다.

가정을 붕괴시킨 현대의학

이제까지 보아온 것과 같은 불행이 일어나는 것은, 현대의학이 인가하고 있는 의료처치에 그 원인이 있다. 현대의학은 사람의 생사에 개입하여 의식 같아 보이는 공허한 의료 행위로 가족 간의 연대와 가정의 전통을 붕괴시키고, 마침내 생명 그 자체의 힘을 무력화시킨다. 인간이라면 거쳐야 할 자연스러운 생리적 변화도 마치 병인 듯이 취급하여 그것을 고친다는 미명하에 자연의 섭리를 무시한 치료를 가함으로써 인체라고 하는 유기체의 모든 기능에 장애를 가져오고, 생명 활동 그 자체에 지장을 초래하고 만다.

어린아이는 일찍이 가정 속에서 어린아이 나름의 역할을 부여받으며 자라야 하지만 지금은 그렇지 못한데, 그건 전적으로 가정 밖에서의 활동과 관련이 있다. 이와 같은 운명이 노인들에게도 기다리고 있다. 노인들은 괄시의 대상이 되어 가정으로부터 추방당해, 외견상으로는 호텔처럼 보이는 요양원에 수용된다. 거기에서는 노인들이 장년부터 가꾸어 온 재능이나 기술 등은 무시당하기 일쑤다. 현대의학은 노인들을 가정으로부터 격리시키고, 그들의 재능과 인격을 무시하는 풍조를 확산시켜 가고 있는 것이다. 그렇게 함으로써, 장래의 고객이 될 예비 환자를 증가시킬 수가 있기 때문이다.

"사람이 나이를 먹으면 병에 걸리는 것은 피할 수 없다. 나이를 먹음에 따라 누구나 몸은 쇠약해지기 마련이며 서서히 죽음을 향해가고 있는 것이다."

의사의 이런 습관적인 말은 현대의학교의 주술에 다름 아니다. 노인들은 이러한 주술에 걸려 병을 쉽게 얻게 된다. 그리하여 가족으로부터 떨어져, 집중 치료실에서 의료 기기에 묶여 몸도 제대로 가누지 못한 채, 혼자서 쓸쓸하게 인생의 최후를 맞는다.

원래 미국 사회 그 자체가 가정을 붕괴시키는 원인을 내포하고 있었다. 미국이라는 나라는, 대량의 이민을 받아들여 그들을 도시로 흡수하여 성립된 나라인 것이다. 수백만의 이민을 받아들임으로써 그 수만큼의 가정이 세계 각지에서 분리되어 흩어지게 되었다. 무엇보다도 이민자 대부분은 도착 직후 수개월 간의 고달픈 기간을 넘기기 위해, 먼저 이 나라에 와 있던 친척에게 의지하거나 개척민의 가족들과 일치 단결하여 어떻게든 살아남지 않으면 안 되었다.

그러나 미국에서 출생한 세대가 독립하여 황야에 발을 들여놓았을 때, 가족들은 또다시 흩어졌다. 그래서 구세대의 전통을 이어오던 세대가 사라지자, 뒤를 잇는 세대는 전통과 인연을 끊어버렸던 것이다. 흔히 '인종들의 용광로'라고 표현되는 미국은 다양한 사람들이 하나로 융합되어 있는 것처럼 여겨지고 있으나, 실지로는 무엇 하나 융합된 것이 없다. 차라리 가족의 연대와 전통이 증발될 때까지 바짝 졸인 '빈 냄비'라고 해야 할 지경이다.

제1차 세계대전 후, 이민 정책은 중단되었다. 가정을 붕괴시키는 현대의학의 성전의 무대는 이때 생겨났다. 이민이 중단되고 가정의 전통을 유지할 가족 간의 연대가 사라지게 되자, 사람들은 전통으로부터 해방되었을 뿐만 아니라 그와 같은 전통이 일찍이 존재하고 있었는지조차 잊게 되었다.

현대의학은 이러한 상황을 이용해서 소아과를 발전시켰다. 소아과는 나의 전문 분야이다. 20세기 초 미국의 소아과 의사는 수천 명밖에 없었다. 제2차 세계대전이 발발하자, 공장 노동을 담당하던 남자들이 소집되었고 여성들이 일을 대신해야 했다. 여성이 밖에서 일을 하기 시작하자 평상시와 같이 육아나 가사일 등을 할 수 없었다.

"그렇다면 보육원을 공장 부근에 설치하여, 엄마들이 국민의 의무를 다하면서 생물학적인 육아의 필요성까지 동시에 만족시킬 수 있도록 하면 좋지 않을까?"

과연, 타당한 생각이다. 그러나 실지로는 그렇게 되지 않았다. 의사가 "생물학적인 육아의 필요성은 무시해도 좋다"라고 공언했기 때문이다. '베이비 시터' '유모' '핵가족'이라는 단어가 보급된 것은 전쟁 중의 일이다. 의사는 "모든 어린아이에게는 엄마가 필요하다"라고 말하지 않고 "모든 어린아이에게는 엄마 또는 유모가 필요하다"라고 말했던 것이다. 이렇게 하여 수백만 명의 엄마들은 아무런 죄책감도 느끼지 않고 어린아이를 타인에게 맡기고 전쟁 수행이라는 국가 사업에 참여한 것이다.

건강 관리에 관해서는 의사나 전문가보다도 일반 사람들 쪽이 훨씬 더 잘 알고 있는 경우가 많다. 전문가들로부터 가정을 지키려면, 우선 이 사실을 마음속 깊이 새겨둘 필요가 있다. 의사가 과거에 어떤 것을 '절대의 진리'라고 설명했었나를 알면, 그 의미가 확실해질 것이다. 예를 들어 1920년대의 소아과 표준 지도서에는 다음과 같은 충고가 실려 있다.

"젖먹이 아기를 기쁘게 해주기 위해서 장난감을 보여주거나 음악을 들려주거나 흔들어주는 습관은 아기에게 해로운 경우가 많기 때문에 금해야 한다. 안거나 입맞추거나 무릎에 올려놓는 일도 절대로 해서는 안 된다. 어쩔 수 없는 경우에는 밤에 잠들기 전에 뺨에 한 번 정도 입맞춤을 해주어라. 생후 6개월이 되지 않은 갓난아기와 놀아서는 안 된다. 입맞추는 횟수도 될 수 있는 한 줄여라. 요람을 흔들어서도 안 된다. 아기에게 빨리는 장난감도 금지해라. 아기가 손가락을 빨려고 하면, 팔꿈치를 막대로 고정하고 팔이 굽어지지 않도록 해둔 다음, 밤에는 갓난아기의 양손을 고정시켜 재우도록 하라."

오늘날에는 이러한 조언이 얼마나 말도 안 되는 것인가를 금방 알 수 있다. 그러나 당시의 엄마들은 이것이 절대적인 진리라고 믿고 소아과의 '표준적'인 충고에 따랐으며, 갓난아기를 달래는 모성 본능을 억압했던 것이다. 마찬가지로 미래의 세대가 우리를 보면 위의 예처럼 말도 안 되는 행위들이 지금도 행해지고 있다.

집에서 아기를 낳는다는 것

가정이란 울타리를 단단히 세우려면, 우선 자녀를 몇 명이나 낳을 것인가를 스스로 결정하는 것이 중요하다. 타인의 생각이나 유혹에 따라 자녀의 수를 결정해서는 안 된다. 그리고 자녀를 낳아야겠다고 결정했을 때에는, 집에서 낳는 데 도움을 줄 수 있는 의사를 찾아내지 않으면 안 된다. 집에서 낳는다면 입원으로 겪어야 할 위험을 피할 수가 있고, 산후 곧바로 아기와 함께 지낼 수 있기 때문에 기쁨은 증가하고, 병원의 처치나 대우에 몸을 맡길 필요도 없어진다.

검사도 하기 전에 집에서 아기를 낳는 것의 위험성을 얘기하며 병원에서 낳기를 권하는 산부인과 의사는 확실하게 자격 미달이다. 양식이 있는 산부인과 의사나 조산사라면, 임신부의 의사를 존중하고 그녀에게 출산에 방해가 되는 특별한 병이 있는지 없는지를 신중하게 검토할 것이다. 대개의 임신부나 가족에 있어서, 집에서 낳는 것이 병원에서 낳는 것보다 훨씬 안전하다. 도와줄 의사를 발견하지 못했으면, 차선책으로 병원에서 낳고 곧바로 퇴원하는 것도 하나의 방법이다. 위험할 정도의 합병증이 없는 한, 임산부는 산후 20분에서 수시간이 지나면 걸을 수 있기 때문에 그 이상은 병원에 있을 이유가 없다. 갓난아기를 데리고 바로 퇴원하는 것이 좋다.

집에서 아기를 낳는 것에 완고하게 반대하고 있는 의사를 보기 좋게 격퇴한 나의 제자의 예가 있어 소개하고자 한다.

출산을 앞두고 그 제자의 부인이 산부인과 의사에게 출산 중에 남편도 입회했으면 좋겠다고 이야기했더니, 담당 의사는 "출산은 대단히 개인적인 것으로, 아무리 남편이라 해도 입회할 수 없습니다"라고 대답하더라는 것이다. 그러자 그 부인은 이렇게 반박했다. "출산이 그렇게 개인적인 것이라면, 의사 선생님도 입회해서는 안 된다고 생각합니다." 결국 부인은 남편이 입회할 수 있도록 허락을 받아 아이를 낳았고, 산후 20분 정도 후에 갓난아기를 데리고 곧바로 병원을 나왔다. 그 후 두 명의 자녀를 더 낳았는데, 모두 집에서 낳았으며, 내 제자는 그 방면의 전문가가 되었다.

현대의학의 공격은 출산 중에 남편을 부인에게서 떼어놓는 것으로부터 시작한다. 따라서 여성은 남편이 출산에 입회할 수 있도록 의사에게 요구해야만 한다. 물론, 남편은 단지 그 장소에 입회하는 데 그쳐서는 안 된다. 남편이 부인의 출산에 임하는 이유는 부인과 태어나는 아기에게 힘을 빌려주고, 정신적으로 안정을 주어, 종국에는 가정을 지키기 위한 것이다.

병원은 갓난아기를 가족으로부터 떼어놓으려는 무수한 규칙들의 시험장이다. 따라서 병원에서 아기를 낳기로 결심했다면, 이상한 규칙에 대해 늘상 의문을 품는 자세를 갖는 것이 대단히 중요하다. 예를 들면 '갓난아기가 태어나면, 우선 아버지인 내가 먼저 안을 것이다'라는 의지를 아기를 낳기 전에 병원측에 알려두어야 한다. 그렇지 않으면 간호사가 갓난아기를 엄마로부터 떼어내버릴지도 모르기 때문이다. 갓난아기는 엄마의 것이지 병원의 것이 아니다. 탄생 직후의 귀중한 수분 간을 엄마 품안에 있다는 것이 갓난아기에게는 무엇보다 중요하다.

엄마와 아기를 같은 방에 있도록 해주겠다고 약속해놓고도, 예고도 없이 그 권리를 빼앗는 일이 있기 때문에 주의하지 않으면 안 된다. 소아과 병동에서 근무하는 간호사들이 여름 휴가를 가버리면 모자 별실(엄마는 산욕(産褥)실, 아기는 신생아실)이 마치 약속된 듯이 시행되는 병원조차 있다.

그리고 엄마는 모유 육아에 대한 의사의 편견으로부터 자신의 몸과 아기를 지키지 않으면 안 된다. 필요하다면 의사에게 악의 없는 거짓말을 하는 것도 나쁘지 않다. "가루 분유는 모유와 거의 영양가가 같습니다"라고 말하는 의사와는 아무리 이야기를 해도 소용이 없다. 이런 의사에게는 적당히 끄덕이며 무시해버릴 밖에 도리가 없는 것이다. 어떤 엄마는 의사로부터 "아기의 체중이 순조롭게 늘고 있지 않습니다"라는 말과 함께 모유의 보조 식품이라고 하는 가루 분유 샘플을 여섯 봉지나 받았다. 그 엄마는 한마디 대답도 못하고 샘플을 받았으나, 집에 돌아오는 도중 전부 쓰레기통에 버렸다고 한다.

1950년대의 일이다. 시카고에 사는 마리안 톰슨이라는 여성이 첫 출산을 했을 때, 모유에 관해 충고해줄 사람을 한 사람도 찾지 못했다. 소아과 의사조차도 이것에 관하여 전혀 알지 못했다. 그래서 그녀는 6명의 여성과 '라 레체 리그'(La Leche League: 라 레체란 스페인어로 '모유'라는 뜻이다)를 결성했다.

그 모임은 그 후 '국제모유연맹'이라고 하는 국제 조직으로까지 확대되어, 세계의 엄마들에게 모유 육아를 가르쳐오고 있다. 현재 회원 수는 수십만 명에 달하며, 딸들 세대에게도 영향을 끼치고 있다. 나는 모유 육아를 지원하고 보급시키기 위하여, 이 책을 읽는 독자들도 국제모유연맹에 가입할 것을 권하고 싶다.

의사가 육아에 대해 엄마에게 하는 아주 사소한 한마디가 문제가 되는 경우가 굉장히 많다. 예를 들어 모유 육아를 하는 것은 상관없으나 생후 6주 안에 고형식을 먹여야 한다는 등의 이야기가 그 전형적인 예이다. 이런 충고는 전혀 의미가 없다. 고형식은 생후 6주 안이 아니라 6개월이 지나서 먹여야 하는 것이기 때문이다.

이 '6주 안에'라는 규칙은 생후 6주 사이에 엄마가 갓난아기에게 매일 고형 식품, 또는 그것과 조금이라도 비슷한 음식물을 어떻게든 강제로 먹이는 실수를 부르고 있다. 모유야말로 갓난아기에 있어서 최고 양질의 완전 영양식이며, 그것을 대신할 수 있는 '대체 식품'은 결코 있을 수 없다.

갓난아기에게 고형식을 먹이기 시작할 때는, 우선 이유식 제조업체들의 거짓 선전을 무시해야만 한다. 이유식 제조업체들은 자신들이 제조한 가공 식품이 가정에서 만든 음식보다 영양의 균형 면에서 우수하다는 사실을 증명하는 대학 연구소의 보고에 아무런 결함이 없는 듯이 말하고 있다. 그러나 정말 그 보고가 옳은 것이라면, 가정에서 만든 음식을 먹는 아기들은 전부 병에 걸려야만 할 것이다.

엄마가 먹는 것과 같은 음식을 먹기 좋게 만들어 조금씩 아기에게 먹이는 것이 좋다. 잘게 썰어 부드럽게 익혀서 고운 채에 걸러 섞는다. 단, 1회에 먹이는 것은 한 종류로 하며, 혹시 아기가 알레르기 반응을 일으킬 때는 무슨 음식이 알레르기를 일으키는지 기록해두는 것이 좋다.

갓난아기가 울고 있을 때는 망설이지 말고 안아주어라. 갓난아기는 울고 싶어서 우는 것이 아니다. 엄마와 주위 사람들에게 자기를 돌봐달라고 울음으로 호소하고 있는 것이다. 갓난아기를 울지 않도록 '길들인다'는 생각은 너무도 어리석은 생각이며, 무엇보다도 생물로서의 인간의 본능을 무시하는 처사이다. 갓난아기가 밤에 우는 것은 엄마 아빠와 같은 방에서, 가능하다면 같은 침대에서 안심하고 잠들고 싶기 때문이다.

아기를 부모와 다른 방에서 재우도록 하는 의사의 육아 지도는 가족 간의 유대를 끊으려는 현대의학의 그릇된 가르침 중의 하나이다. 어른이라도 방에서 혼자 자는 것은 그다지 내키는 일이 아니며, 그런 경우 안정감을 잃어버리는 사람도 많다. 하물며 갓 태어난 아기가 피부로 기억하고 있는 엄마의 체온과 친숙한 품으로부터 떨어져서 어두운 방의 차가운 침대 위에서 혼자 쓸쓸히 자야 한다는 사실을 견뎌낼 수 있겠는가!

현대의학으로부터 가족을 지키려면

가능하다면, 식사는 가족이 전부 함께 하는 것이 좋다. 가족 전원이 식탁에 둘러앉아 즐거운 시간을 같이한다면, 대화가 자연스럽게 이어지고 서로 기분이 통하게 된다. 또한 친척끼리는 심리적으로나 거리적으로 가능한 한 가까이 있는 편이 좋다. 특히 노인들의 경우는 반드시 그렇게 해야만 한다. 노인들에게는 주위에 가족이 있는 게 절대적으로 필요하며, 가족에게도 노인들이 옆에 있어주는 것이 절대적으로 필요하다. 어린아이를 돌보는 것은 자신의 가족에게 부탁하는 편이 좋기 때문에, 떨어져 사는 가족이나 친척들을 집으로 빈번히 초대하라. 어린아이를 위해서는 따뜻한 가족이 주위에 있으면 있을수록 좋은 것이다. 가족이 뿔뿔이 흩어지는 것을 피할 수만 있다면 그것보다 더 다행스러운 일은 없다. 아기가 병원에 있는 동안은, 부모도 가능한 한 함께 있을 수 있도록 병원측에 이야기해두어야만 한다. 또한, 보육원을 대신할 무엇을 생각하지 않으면 안 된다.

이러한 것들을 생각해보면, 설사 엄마가 일을 구하더라도 집에서 할 수 있는 일 쪽이 밖에서 하는 일보다 만족감을 더 절실히 느낄 수 있을 것이다. 굳이 밖에서 하는 풀 타임이나 파트 타임의 일이 필요하다면, 친척이나 이웃 사람들과 시간을 서로 맞추어 공동 보육원을 만들어도 좋다. 공동 보육원은 가정적인 환경을 중시한다는 점에서 영리를 목적으로 하는 보육원보다 낫다. 일이나 공부, 혹은 자신의 성취를 위한 일 때문에 오후에 어린아이와 함께 있을 수 없다면, 밤에는 가능한 한 가족과 함께 지내야 하며 밤에 모임을 갖는 그룹에서는 빠지는 것이 좋다.

그리고 휴가는 친척, 친구, 근처의 사람들과 함께 지내도록 하라. 크리스마스가 다가오면, 홀로 사는 사람들 사이에 중증의 우울증이 많이 발생하거나 자살이 많아지는 현상이 미국에서는 매년 반복되고 있다. 이러한 시기에 정신과 의사는 매우 바쁘게 된다. 본래 휴가라는 것은 자신을 이제까지 지탱하게 해준 사람들과 서로 고마움을 전하며 정을 확인하는 기회인 것이다.

대학에 입학하고, 집으로부터 떨어져서 혼자 살고 있는 자녀를 방문해보자. 대학의 스케줄이 허락한다면, 때때로 대학보다도 가정을 우선하여 집으로 돌아오도록 해야 한다. 가족이 그리울 때, 언제라도 돌아올 수 있는 집이 있다는 사실을 자신의 자녀들에게 가르쳐두어야 한다. 자녀는 가정을 반드시 필요로 하기 때문이다.

살아가는 데 있어, 의사와 접하는 방법을 반드시 익혀두어야 한다. 이것은 때로는 현실적으로 대처하지 않으면 안 되는 일이 있다는 것을 의미하기도 한다. 순종하기만 하면 의사의 희생물이 되기 쉽다.

여성의 경우, 의사에게 갈 때에는 누군가 동행하는 편이 안전하다. 결혼한 상태라면 남편이 좋다. 남편이 옆에 있으면, 의사는 아무래도 주의를 기울이게 된다. 여성을 2급 시민으로 취급하는 경향이 의사에게는 있다. 의사가 품고 있는 남존여비의 편견 때문에, 여성은 자신의 건강을 희생하지 않으면 안 된다. 나는 독자들이 현대의학이라는 종교의 순교자가 되지 말고 '이단자'가 되어 자신의 건강과 가정을 지키길 바라는 것이다.

고지식하지 않게 현실적으로 대처한 재미있는 실례가 있다. 어린아이를 보육원에 맡길 때의 마음가짐에 관한 이야기이다.

어느 엄마가 밤 11시에 나에게 전화를 해서 "선생님, 긴급 사태입니다"라고 호소를 해온 적이 있었다. 무슨 일이냐고 물었더니, 세 살 된 아들이 아직 화장실 가는 훈련이 되지 않아 보육원에서 받아주지 않는다는 것이었다. 그 일이 어째서 '긴급 사태'인가 하고 물었더니, 그 엄마는 대뜸 "만일 선생님이 아무런 충고도 해주지 않으면, 지금 살고 있는 맨

션의 18층에서 뛰어내리겠습니다" 하고 협박하는 것이었다. 그 말을 듣고 나는 확실히 '긴급 사태'임을 깨달았다. 그리고 다음과 같이 충고해주었다. "화장실 가는 훈련이 되어 있든 되어 있지 않든 상관 말고, 보육원에 적당히 말해서 일단 그곳에 등록하세요."

오랫동안 나는 이렇게 엄마들을 지도해왔다. 어린아이의 대부분은 정말 기적적으로, 보육원에 들어간 그날로 화장실 가는 훈련을 마쳐버린다. 길어봐야 1주일 정도 보육원 교사에게 "댁의 자녀가 화장실 가는 훈련이 되어 있다고 말씀하셨잖아요"라는 불평을 듣는 것으로 일은 마무리된다. 그때 엄마는 이렇게 말하며 시치미를 떼는 게 좋다. "혹시나 우리 집 아이에게 무슨 일이 있었던 것은 아닙니까?"

의사나 간호사, 그리고 그 밖의 의료 전문가들을 상대하게 될 경우에는 흔들리지 않는 강한 마음이 필요하다. 입원 환자의 침대 옆에 있으면, 가족에게까지 "환자로부터 떨어져주세요"라고 하는 간호사의 말을 듣게 된다. 그렇기 때문에 문자 그대로 흔들리지 않는 마음이 필요한 것이다.

말기 환자의 남은 여생을 집에서 보내게 해주는 것이 무엇보다도 중요하다. 인간이 생애의 시작과 끝을 병원에서 맞는다는 것은 결코 자연스러운 모습이 아니다. 환자가 집중 치료실에 있을 때는 가족이라 해도 짧은 시간 외에는 면회가 허락되지 않으나, 이런 규칙을 무시하고 집중 치료실에 들어가 환자 옆에 있어주는 것이 바로 육친의 정이다. 꼼짝 않고 옆에서 가만히 있으면 된다. 병원의 규칙 등을 꼭 지켜야 할 필요는 없다.

간호사가 병실에서 나가라고 하면 그 이유를 물어보라. "가족이 있으면 환자에게 대단히 부담을 주게 되니 돌아가주십시오." 이런 말을 듣게 되면 "환자에 관해서는 가족인 내가 더 잘 알고 있습니다"라고 대답하고, 간호사에게 "왜 그런 말을 하는 겁니까?" 하고 되물어보라. 그러면 간호사는 "규칙이니까요"라고 대답할 것이다. 그러면 그 규칙을 기록한 문서를 보여달라고 요구해보라. 간호사는 곤란해하며 의사를 불러올 것이다. 그러면 의사에게도 같은 질문을 반복하면 된다. "왜 제가 환자 옆에 있으면 환자에게 부담이 되는 겁니까? 병원 사람들은 환자 옆에 있어도 괜찮은데, 왜 혈육인 내가 환자 옆에 있으면 안 되는 거죠?"

현대의학의 공격으로부터 자신의 가족을 지키는 동안, 가정이 단지 몸을 지키는 장소일 뿐만 아니라 건강의 한없는 원천으로서 그 힘을 발휘한다는 사실을 깨닫게 될 것이다. 도망칠 수 없는 상황에 빠졌을 때에는 가족이나 친구에게 지혜와 마음의 의지를 구하라. 가족 중 누군가가 도움과 의지를 구할 때에는 그 옆에 있어주라. 그렇게 하지 않으면 주치의가 오게 될 것이다.

6 ─ 죽음을 위한 의학

의사가 일을 하지 않으면 환자가 준다는데

현대의학은 우상숭배의 종교이다. 현대의학이 신성시하여 숭배하는 것은 환자의 생명이 아니라, 기계에 의존한 의료 행위 그 자체이기 때문이다. 현대의학이 자랑하는 성과는 '병든 정신과 생명을 어느 정도 구했는가'가 아니라, 얼마만큼의 의료 기기를 사용하여 얼마만큼의 이윤을 올렸는가에 지나지 않는다.

모든 종교의 근원에는 인생의 행로에서 고통에 신음하는 인간들에게 살아갈 용기를 주는 희망의 샘이 간직되어 있다. 그 샘이야말로 모든 것을 초월한 절대적인 존재로, 그 존재는 신 이외에는 그 누구도 될 수 없다. 그러나 현대의학이라는 종교의 근원을 더듬어 들어가려면 엄청나게 많은 양의 약이 넘실대는 바다를 건너고, 겹겹이 쌓인 의료 기기의 산을 넘어, 길이 아닌 길을 더듬어가지 않으면 안 된다.

왜 현대의학이 잔인한 우상숭배의 종교이며, 왜 우리들은 그 종교를 타파하지 않으면 안 되는가?

그 이유는 이 종교의 신과 직면하게 되면 알게 될 것이다. 현대의학이라는 종교의 신, 그것은 다름 아닌 죽음의 신인 것이다.

'의학에 의한 대량 학살'이라는 말이 있다. 이것은 켄틴 영 박사가 이야기한 것으로, 의사가 조직적으로 대량의 인간 파괴를 자행하고 있다는 의미이다.

현대의학이라는 종교가 얼마나 맹위를 떨치고 있는가는, 의사 단체가 파업에 돌입할 때에 확실하게 나타난다. 의사가 일을 그만두면 세상이 평온해지는 것이다. 1967년 남미 콜롬비아의 수도 보고타(현 산타페 데보고타)에서 의사가 52일 간 파업에 돌입하여, 구급 의료 이외에는 일체 치료를 행하지 않았다. 현지의 신문은 파업이 미치는 기묘한 '부작용'을 보고했다. 파업 기간 중, 사망률이 어쩐 일인지 35퍼센트나 격감했던 것이다. 국영 장례협회는 "이 현상은 우연한 것일지도 모르지만, 사실은 사실이다"라고 논평했다.

같은 해, 캘리포니아 로스앤젤레스에서도 의사들이 파업을 결행했다. 그때도 사망률이 18퍼센트나 감소했다. 로스앤젤레스 대학교에서 의료행정을 연구하는 밀턴 레마 교수가 열일곱 개의 주요 병원을 조사하였더니, 파업 기간 중 수술이 60퍼센트나 줄었다는 것이 확인되었다. 파업이 끝나고 의료 기기가 다시 가동을 시작하자, 사망률은 파업 이전과 같은 수준으로 되돌아왔다. 1973년에는 이스라엘에서도 이와 유사한 일이 일어났다.

파업이 결행되고, 진찰을 받는 환자의 수가 하루 6만5000명에서 7000명으로 감소되었다. 파업은 1개월 간 계속되었으나, 예루살렘 매장

협회에 의하면, 이스라엘에서도 파업 기간 중 사망률이 반감했다고 한다. 이스라엘에서 이 정도로 사망률이 감소한 것은 20년 전에 역시 의사가 파업했던 때 외에는 없었다.

이 현상에 관해서 설명을 요구받은 의사들은 이렇게 대답했다. "구급 환자에 한하여 진찰을 하다보니 아무래도 그 전보다 중증 환자의 치료에 집중할 수 있었기 때문이다."

이 발언은 별로 걱정하지 않아도 될, 말하자면 특별한 치료가 필요 없는 정도로 증세가 가벼운 환자에 대해 의사가 지금처럼 불필요한 치료를 하지 않는다면, 인명 구조에 전념할 수 있다는 사실을 의미하고 있다.

의사가 구급 의료에 전념하고, 불필요한 의료 행위를 삼가는 것은 올바른 선택이다. 전부터 나는, 의사는 영원히 파업을 계속할 필요가 있다고 주장해왔다. 의사가 의료 행위의 90퍼센트를 그만두고 구급 의료에 달려든다면, 사람들의 건강 상태는 틀림없이 개선될 것이다.

현대의학은 생명에는 관심이 없다

의사의 노력의 상당 부분이 사람을 죽음에 이르게 하는 데 소비되고 있다. 현대인은 이 엄연한 사실로부터 눈을 돌려서는 안 된다.

나는 의과 대학생들에게 온몸을 바쳐 이렇게 가르치고 있다. "현대 의학으로 성공하고 싶으면 죽음을 장려하거나 사람의 죽음에 관해 연구하는 분야를 찾아보게나. 그렇게 하면 자네들에게는 빛나는 장래가 약속될 것이네."

현대의학에서 사람의 죽음을 담당하는 것은 언제나 성장 산업이다. 의학 잡지를 펼치면 반드시 눈에 들어오는 것은 피임, 중절, 불임 수술, 유전, 카운슬링, 유전자 진단, 양수 검사, 인구의 제로 성장, 존엄사(尊嚴死), 삶의 질, 안락사 등에 관한 최신 보고들이다.

이러한 의료 행위가 목적으로 삼고 있는 것은 생명의 관리와 종결이다. 유전자 진단이나 선택적 인공 임신 중절로 이어지는 양수 검사(다운증 아기가 태어날 것을 예방한다고 하는 건전한 취지에서 태아의 세포를 채취하여 염색체 이상 등을 조사하는 검사. 출생 전 진단의 하나로 행해진다)의 강제 시행에 관해서는 아직 논의 단계에 있으나, 논의라고 하는 것은 실시의 전 단계에 불과한 것이다.

깊이 생각도 해보지 않고 이러한 일을 예찬하고 있는 세상은, 종교적 광란에 빠져 있다고밖에 달리 표현할 방법이 없다. 의료 행위에 인간의 본질을 망각한 바람직하지 않은 측면이 있음에도 불구하고, 사람들이 과학적인 정당성이 결여되어 있다는 사실을 눈치채지 못하도록 정보가 조작되고 있다. 그러나 엄연한 사실은 모든 의료 행위가 그 본질은 '죽음의 의식'에 지나지 않는다는 것이다.

인간은 스스로의 생명을 보호하도록 설계되어 있다. 그 최대의 욕구는 자손을 늘리는 것으로 자기를 보존하는 것인데, 인간의 이와 같은 본능의 영위는 현대의학의 공격의 대상이기도 하다. 인공 임신 중절, 마스터베이션이라고 하는 생명과 관계없는 성 행위는 인구의 증가를 억제하는 결과를 낳았다. 또한 동성애 같은 '대체(代替) 라이프 스타일'이라고도 불릴 만한 변태적인 애정 행위가 허용되고, 인류가 태곳적부터 영위해온 생명을 보호하는 행위가 받아들여지지 않게 되었다. 단지 받아들여지고 있는 것은, 현대의학이라는 종교의 '죽음의 의식'으로 연결되고 있는 것들뿐이다. 집에서 아기를 낳는 것은 죄로 여기면서, 병원에서 하는 임신 중절은 죄가 되지 않는다. 성 전환 수술을 받아도 죄가 아니다. 그리고 이러한 수술로 환자의 몸에 얼마만큼의 부담이 생길지는 일체 고려하지 않는다.

현대의학이라는 종교는 생명을 보호하지 않는 성 행위를 한층 더 장려함과 동시에 한편으로 생명의 경시도 조장한다. 이것은 생명에 대한 잘못된 자세로, 그곳에서는 인간성이 여지없이 짓밟히고, 양식(良識)은 결여되어 있다.

예를 들어 현대의학은 모든 여성에게 중절의 권리가 있다고 인정하고 있다. 그러나 정치적 입장에 관계없이 중절 문제에는 단순히 생물학적으로, 즉 선택의 자유를 적용시키는 것으로 그칠 수 없는 그 이상의 중요한 의미가 있다. 유태교의 율법 같은 전통적인 윤리 체계하에서 중절은 임신부의 생명이 위험한 때에 한하며, 엄마의 생명은 태아의 생명보다도 우선한다는 판단에 기초하여 권리가 아닌 의무로서 행해지고 있다. 그러나 현대의학은 중절을 일방적으로 추진할 뿐, 임신부의 생명이든 태아의 생명이든, 생명에 대해서는 일체 고려하려고 하지 않는다. 현대의학이 관심을 기울이고 있는 것은 단지 의료 기술뿐이다.

1960년대 이후가 되면서 현대의학은 여성이 치를 희생은 고려하지 않고, 산아 제한을 대대적으로 추진하기 시작했다. 그러나 이것은 현대의학이 범한 커다란 과오 중의 하나이다. 산아 제한은 도덕적인 죄와 생물학적인 죄의 차이를 가장 두드러지게 나타낸 문제이다. 산아 제한 그 자체는 도덕적으로는 별 문제가 없다. 그러나 산아 제한의 몇 가지 방법에는 여성의 생명을 위협하는 위험성이 있다는 점에서, 이 의료 행위는 생물학적인 과오를 범하고 있는 것이다.

경구 피임약이나 페싸리(pessary : 자궁의 위치를 교정하거나 피임을 위해 쓰는 기구), 자궁 내 피임장치 등의 피임법에 관해서, 의사가 이에 동반되는 위험을 모든 여성에게 자세히 설명한 후에 본인이 선택하게 한다면 문제가 없을 것이다. 그러나 현실적으로 이런 처치가 여성의 몸을 어느 정도의 위험에 이르게 하는지 당사자에게는 충분한 설명도 해주지 않은 채, 선택의 여지조차 주지 않고 있다.

의사는 생물학을 무시한다. 의사는 자신이 행하고 있는 의료처치가 환자에게 있어, 이익보다도 단지 불이익을 피하는 데 큰 비중을 두고 있다는 사실에 대해서 철저하게 침묵하고 있다. 이는 현대의학이 자신의 목적을 성취하기 위해 의도적으로 침묵하는 것이라고밖에 달리 설명할 수 없다.

죽음을 장려하는 의사들

1940년대 후반에서 50년대 전반의 일이다. 의과 대학생이었던 나는, 의학은 인명을 구하고 그것을 연장하는 두 가지 임무를 수행하는 학문이라고 생각했다. 최근 자주 이야기되고 있는 '잘 죽는 방법'이라는 문제에 관해서는 신중히 논의된 기억이 없다. 죽음은 용인되지 않았고, 희망을 잃지 않고 가능성을 생각하면서 죽음에 임하는 것이 중요하다고 여겨지고 있었다. 그러나 최근에는 죽음을 부정하는 것이 그다지 바람직하지 않은 것으로 여겨지고 있다. 하지만 대부분의 연구에서 지적되고 있는 것처럼, 암 환자는 병을 수용하기보다 오히려 그것을 부정하고 병에 맞서 싸우는 편이 생존율이 높아진다.『영국 의학 저널』은, 이 문제에 관해 다음과 같은 매우 흥미로운 기사를 게재하고 있다.

"'생존 기간을 좌우하는 인자 중에 환자의 심리적 요인이 있다'는 것이 조사 데이터에 의하여 명확하게 뒷받침되었다. 최근 와이즈맨과 워덴 박사가 암 환자의 생존율 통계를 근거로, 평균보다 생명이 연장된 환자와 그렇지 않은 환자를 비교했다. 병이 진행되었을 때 '암에 대해 생각하면 화가 치밀어오른다'며 병마에 대한 투쟁심과 살고자 하는 의욕을 굳게 갖고 적극적인 자세로 치료에 임한 환자는 평균보다 생명이 더 연장되었으나, '이제 죽고 싶다'며 자포자기하거나 간단히 죽음을 수용한 환자는 평균보다 빨리 사망한 사실을 발견했다. 마찬가지로 심장병 환자로 우울한 상태가 되기 쉬운 사람, 심근 경색을 일으킨 후에 우울한 상태가 된 사람은 그렇지 않은 사람과 비교하여 생존율이 낮은 사실이 몇 개의 연구에서 밝혀졌다. 종합적으로 보면, 결의와 희망에 차 있는 마음은 수명을 연장하는 것 같으나, 죽음을 수용하거나 우울한 기분에 빠지면 수명을 단축하는 것으로 보인다."

최근 출석했던 의학 회의에서 암 환자에 대한 화학요법(항암제에 의한 치료)에 관해서 어떤 의사가 다음과 같은 취지의 보고를 했다.

"생명을 구하는 방법과 새로운 치료법의 발견이 중요하다는 것은 충분히 인정한다. 그러나 그것보다 더 중요한 것은, 환자가 어느 정도 죽음을 수용하고 생명을 다할 수 있도록 의사로서 배려를 해야만 한다는 사실이다. 나는 의료진과 함께 시간과 노력을 할애하여 말기 환자와 접하고 있으며, 그런 시기의 상담은 가능한 한 가족이 없는 장소에서 행하도록 하고 있다."

의사를 포함한 죽음의 상인들은 왜 상담을 '가능한 한 가족이 없는 곳에서 행한다'는 것일까? 나는 그 이유를 확실히 알고 있다. 가족의 목적은 환자의 생명을 연장시키는 것이므로, 가족의 영향으로 환자가 죽음으로부터 멀어지게 되기 때문이다. 미국 의사에게는 이러한 가족의 존재가 사악한 마귀처럼 여겨지는 것이다.

대부분의 의사가 사람의 죽음을 연구하고, 환자는 죽음을 수용해야 한다는 사실을 전제로 의료 행위를 행하고 있다. 결국 의사는 환자를 '치료'해서 죽이고 있는 것이다. 왜 그럴까? 환자를 치료해서 살 수 있도록 격려하는 일을 그들은 할 수 없기 때문이다. 죽음을 부정하는 것은, 어떤 의미에서는 정신적으로 불건전한 것이라고 그들은 주장한다. 그들은 '죽음의 의학'이라고 하는 말기 환자의 정신요법을 연구하고 있는 죽음의 의학자들인 것이다.

그들은 이렇게 주장한다. "혹시 말기 환자가 자신의 죽음에 대해 깨닫지 못한 채 죽음과 직면하게 되면, 생에 대해 체념한 상태에서도 죽음을 받아들이려고 하지 않기 때문에 병이 길어져 고통도 길어지게 된다." 죽음을 수용하도록 환자를 설득하고 있는 의사들은 뭔가 대단한 착각을 하고 있는 것은 아닐까. 당신은 이제 희망이 없다고 이야기하는 의사는 환자에게 있어 아무런 도움이 되지 않는다. 환자에게 당신은 앞으로 며칠밖에 살지 못합니다라는 말로 남은 생명을 고지하는 것은 환자에게 주술을 거는 것과 같은 것이다. 환자는 그 말을 믿고 고지된 날짜에 죽어간다. 마음먹기에 따라서 환자의 상태가 호전될 수 있다는 것을 이해하게 된 건 비교적 최근의 일이다. 의사들은 그다지 인정하려 하지 않지만, 원래 인간의 몸에는 신비한 자기 치유력이 갖추어져 있다. 그 중 우선되는 것이 낙천적이고 긍정적으로 생각하는 것이다. 의사는 남은 생명을 통보할 게 아니라 환자의 장래 설계를 도와주어야 한다. 환자에게 '완치하기 어려운 병이기 때문에 충분한 의료를 제공할 수 없다'라고 이야기하는 것과 '당신은 죽음을 피할 수 없다'라고 이야기하는 것은 의미가 전혀 다르다.

그러나 의사가 '이 병에는 아직까지 효과적인 치료법이 없다'고 환자에게 솔직히 인정하고 '현대의학 이외의 대체요법으로 자연 치유력을 살린다면, 결과가 어떻게 될지는 알 수 없다'라고 정직하게 고백해버리면, 환자는 더 이상 의사를 신뢰하지 않게 된다. 그렇기 때문에 의사는 무슨 일이 있어도 그런 이야기는 하지 않는다. 그리하여 현대의학의 의식의 효과는 점점 의심스러운 것이 되고, 환자의 생명을 점점 위협하는 것이 되고 만다.

의사의 이러한 처사가 초래할 필연적인 결과로서 환자가 최종적으로 받아들여야 할 '죽음의 의료'를 준비해두는 일은, 병원을 운영하는 데도 이익이 된다. 환자가 '죽음도 인생의 일부'라는 자세로 죽음을 수용하게 되면, 병원으로서는 죽음의 영역을 취급하는 의료(말기 의료)를 새롭게 마련할 수 있기 때문이다.

늙는 것은 병이 아니다

현대의학은 사람을 치유하는 것이 아니라 죽음으로 몰아가고 있다. 그것은 현대인의 삶의 최초와 최후에 확연하게 나타난다. 태어날 때와 죽을 때는 생명의 힘이 약해 항상 죽음 가까이 가 있기 때문에, 설사 죽는다 하더라도 자연사로 취급해버리고 마는 것이다.

예를 들어 장 폐색(閉塞)을 일으킨 다운증 아기를 보육실에 두게 되면 위험만 가중시킬 뿐이다. 장 폐색은 외과적 수술로 치료할 수 있는 병임에도 불구하고, 수술 후의 뒷처리나 간호가 충분하지 않기 때문에 결국 죽게 된다. 이것은 입원해 있는 정신박약아들의 경우도 마찬가지다. 불행하게도, 이들은 얼마 안 가 심각한 병을 얻게 된다.

죽을 때도 비슷하다. 거추장스러운 존재로 낙인 찍힌 노인들에게는 죽음이 허용되어 있을 뿐만 아니라 격려되기까지 한다. 요양원에 들어간 노인들은 그 전형적인 예이다. 요양원은 아름다운 화원처럼 장식되어 있으나, 노인들은 세상에 방해가 되지 않도록 격리되어 죽을 때까지 거기에서 감시받고 있을 뿐이다. 노인들 스스로도 그것을 잘 알고 있다. 자신에게 향한 주술은 누구라도 눈치를 채게 마련이다. 의사는 병에 걸린 노인들을 방해가 되지 않는 장소에 집어넣어 죽어가도록 격려하고 있다. 그것은 길고 완만한 죽음의 판결을 내리는 것과 다르지 않다. "병과 잘 사귀세요" "나이를 먹었기 때문에 생기는 병에 대해서는 다른 방법이 없어요"라는 의사의 말은 나이가 들어 몸에 문제가 생기는 것은 숙명이라고 말하는 것과 같다. 노인들도 그것을 당연한 일로 받아들이고, 그들의 주문에 의해 결국 그대로 되어간다.

그러나 나이가 들면서 몸에 나타나는 문제는 사전에 얼마든지 대비할 수 있고 또 개선할 수도 있는 것이다. 의사는 그것을 인정하지 않고, 완화처치라는 명목하에 치명적인 부작용이 있는 진통제를 다량으로 투여한다.

현대의학의 악영향을 받지 않는 문화권에서는, 사람들은 나이를 먹어도 생활 능력을 유지하고 당당히 생명을 구가하고 있다.

현대의학은 누운 채로 꼼짝 못하는 노인들을 만들어내고, 연명(延命) 치료라기보다, 오히려 연병(延病) 치료라고 불러야 마땅할 처치에 의해 사람의 죽음을 연장하고, 죽음을 더욱 괴로운 것으로 만들고 있을 뿐이다.

안락사와 존엄사의 차이

의학의 이념은, 옛날부터 변함없이 '의사는 환자에게 해를 끼치지 않는다'는 것이었다. 이제까지 보아왔던 대로라면, 의사들 사이에서는 이 이념이 거추장스러운 족쇄쯤으로 여겨지고 있는 것처럼 보이지만, 한편에서는 이 이념이 의사들에게 매우 쓸모가 있기도 하다. 왜냐하면 많은 의료 전문가들이 이 표어를 가장하여 엄청난 실수들을 감출 수 있기 때문이다.

신세력이 구세력을 대신하여 사회를 지배할 때, 최초로 필히 행하는 것은 어떤 종류의 언어 개혁이다. 언어를 조작할 수 있다면, 사람들의 생각이나 행동은 쉽게 조작할 수가 있기 때문이다. '인구 폭발'이라고 표현하면 새로운 생명의 탄생이 불길하며 해를 끼치는 것으로 인식되고, 중절도 '가족 계획'이라고 바꾸어 말하면 생사에 관계없는 단순한 의료처치인 것처럼 여겨진다. 처음엔 '자비로운 살인(mercy killing)'이라고 불렀다가 '자비로운'은 듣기에 좋으나 '살인'이 지나치게 노골적이라는 이유로 '안락사'라고 바꿔 부르게 된 것도 한 예이다.

그러나 말을 바꿈으로써 그 본질을 감추는 최악의 예는 무엇보다 '존엄사'이다. 이 말이 풍기는 뉘앙스는 '존엄성'을 지닌다면 어떠한 상황에 놓여진 죽음이라 할지라도 정당하다이지만, 이 말이 가장 자주 사용되고 있는 상황 —— 소위 '플러그를 뽑는' 단순한 행위로 말기 환자의 존엄성이 무시되고 있는 것은 실로 어처구니없는 일이다.

사람을 죽음에 이르게 하는 이들 의료 행위는, 어느 것을 막론하고 나치를 연상케 해 두렵기만 할 뿐이다. 제2차 세계대전 전의 나치 정권 하의 독일 의학계도, 사람의 도리를 저버리는 이와 같은 만행을 저지르고 있었다. 당시의 독일 의사들은 중증의 정신박약아나 신체장애자를 쓸모 없는 인간으로 취급하여 대량으로 '처분'하고 있었다. 중절이나 안락사가 어느 곳에서나 행해졌고, 노인들의 '존엄사'도 끊임없이 자행되었다. 후에 그것은 집시의 학살, 반(反)나치 분자의 처형, 그리고 유태인의 대량 학살로 이어졌다. 나치는 이러한 흉악한 행위를 성스러운 싸움이라는 언어로 표현했다.

현대의학의 성스러운 싸움이 격화됨에 따라서, 병원에서는 이 전쟁의 부상자인 환자를 자기 뜻대로 다루기 위해 '죽음의 수용소'를 건설할 필요를 느꼈다. 여기에서도 그럴듯한 표현이 본질을 속이기 위하여 사용되었다. '호스피스(hospice)'라는 단어가 바로 그것이다. 호스피스란

'즐겁게 받아들이는 장소'라는 의미이다.

죽음의 카운슬러들이 호스피스라는 이름의 수용소에 배치되어, 환자들이 의료 공장의 주력 상품을 흔쾌히 받아들일 수 있도록 독려하고 있다. 물론 이것은 교묘한 시장 전략이 없으면 할 수 없는 일이다. 일반적으로 어떤 제품을 팔기 위해서는 소비자들의 욕망을 부추겨, 그 상품을 희망하여 기다리도록 만들지 않으면 안 된다. 현대의학의 상품은 죽음 그 자체이다. 따라서 환자에게 우선 자신의 죽음이 임박해 있다는 것을 받아들이도록 하지 않으면 안 된다. 인간은 삶의 본능을 약화시키면, 비인간적인 처치라도 달게 받아들이게 된다. 말기 환자는 약물 남용에 의해 자신이 반죽음 상태에 놓여 있다고 생각하여, 죽음의 상인에 의한 상담을 즐겁게 받아들이도록 길들여진다.

드디어 최후의 시간이 다가오면, 현대의학이라는 종교는 환자를 비의(秘義)의 절정인 '죽음의 의식'으로 유혹하기 위하여 전력을 기울인다. 예수의 부활을 축하하는 미사가 기독교의 최고 의식인 것처럼, 집중치료실에서의 죽음은 현대의학이라는 종교에 있어서 최고 단계에 이르는 의식이다. 그 순간에 놓이기까지 여러 가지 의식으로, 가족은 면회사절이 되어 이미 격리되어 버리고 환자 홀로 남게 된다. 이것은 고대로부터 중세에 걸쳐 나타나는 여러 가지 사교(邪敎)가, 성직자의 음모에 방해가 되지 않도록 의식에 앞서 산 제물을 가족으로부터 격리시켜두는 것과 같은 수법인 것이다.

환자는 가족의 손 대신, 최신형의 하이테크 의료 기기에 연결된다. 드디어 죽음의 순간이 찾아왔을 때, 환자는 가장 성스런 장소에서 죽음의 신 앞에 초대되는 것이다.

삶의 질

새로운 종교가 기존 종교의 권위를 깎아내릴 때는, 인간을 둘러싸고 있는 여러 가지 문제들의 책임을 과거의 신에게 지워버린다. 현대의학에서는 병의 원인을 일상 생활의 잘못된 습관이 아닌 바이러스나 세균, 세포의 돌연변이, 유전 등에서 구하고 있다. 이것들은 결국 모든 것이 과거의 신의 책임으로, 생명을 창조한 신이 나쁘다는 논리인 것이다.

현대의학은 과거의 신의 구속으로부터 사람들을 해방하고, 바이러스, 세균, 돌연변이를 일으킨 세포, 원하지 않은 태아, 정신박약아, 신체장애자, 병든 노인을 처분할 새로운 신의 존재를 사람들에게 가르쳐주었다. 그러나 다행스럽게도, 현대의학이 공격하고 있는 자연의 섭리가 그들 쪽에서도 역사의 무게를 갖고 나타나고 있다.

유태교, 기독교, 이슬람교, 불교 등과 같이 옛날부터 계속되어 온 세계의 종교는 어느 것을 막론하고 공통된 윤리 체계를 갖고 있다. 정도의 차이만 있을 뿐, 전통적 종교는 대가족이나 연장자에 대하여 경의와 존경을 나타내고 있다. 또한 미숙아나 장애아, 노인과 같은 사회적 약자들에게서 정신적인 가치를 발견하고, 자손 증식을 목적으로 하지 않는 성 행위를 경계해왔다. 물론 이들 종교에도 차이점은 있지만, 사람을 죽음에 이르게 하는 종교와 비교하면 그 차이는 너무도 미미한 것이다. 사람을 죽음에 이르게 하는 종교는 대개 '삶의 질'이라는 미명하에 그러한 행위들을 행하고 있다.

삶의 질이란 간단히 말해 삶의 양, 즉 수명과 함수관계를 갖는 개념이다. 오래 살고 싶다는 욕망은 많은 자손을 갖고 싶다는 욕망에 다름 아니다. 나에게 있어서도 삶의 질이란, 얼마나 많은 자손이 성장하는 것을 지켜볼 수 있을까 하는 것이다. 가능한 한 장수해서, 죽는 그날까지 진실된 의미의 충실한 인생을 보내고 싶다. 이러한 삶의 방식을 실천할 수 있다면, 삶의 질은 더욱 높아질 것이다.

나는 삶의 질에 대해서, 의사나 그 밖의 전문가들에게 상담을 받고 싶은 생각은 추호도 없다. 그렇게 되면 삶의 질은 물론 수명에 관해서도 그들의 집요한 간섭을 받아야 할 것이기 때문이다. 사람들이 정말로 구하고 있는 것은, 생명에 경의를 표하고 그것을 지키기 위해 지혜와 기능을 구사하는 의사들이다. 그러나 애석하게도, 그와 같은 의사를 발견한다는 것은 지극히 어려운 일이다.

7 의사라는 사람들의 정체

어처구니없는 성직자들

미국 의사협회나 그 외의 단체에 소속된 의사들은 "우리들은 환자에 대하여 특별한 힘을 갖고 있지 않다"고 말한다. 이런 말을 들을 때면 나는 언제나 웃으며 이렇게 묻는다. "의사가 옷을 벗으라고 하면, 상대는 순순히 벗는다. 이러한 힘을 가진 인간이 의사 외에 누가 더 있는가."

세상 사람들은 의사를 성직자로 우러러 받들고 생명까지 맡겨버린다. 그뿐만이 아니다. 의사는 직무에 충실하고, 지성과 교양이 넘치며, 사람들의 건강을 지켜주는 유능한 인간이라고 생각하고 있다. 잘못 알아도 이만저만 잘못 알고 있는 것이 아니다. 의사도 단지 인간일 뿐이다. 그것도 미덕과는 거리가 먼 인간이라고 말해도 좋다. 실태를 안다면 의사가 얼마나 불성실하고, 부정 의료를 태연하게 자행하며, 지성과 교양은커녕 자신의 건강 관리조차 제대로 할 수 없는 존재라는 걸 알게 될 것이다.

의사가 상황에 적절하게 대처하지 못한다는 것을 단적으로 증명해 주는 예가 있다. 미국 의회의 공문서에 기록되어 있는 에드워드 케네디 상원 의원의 사례이다.

상원 보건문제소위원회의 공청회에서 에드워드 케네디 상원 의원은 젊은 시절 스키를 타다 어깨에 상처를 입었을 때의 체험을 이야기했다. 그의 부친은 일류 전문의를 4명이나 불러 자식을 진찰하게 했고, 해야 할 처치를 물어보았다. 4명의 의사가 수술을 권유했으나, 1명의 의사만은 달랐다. 결국 부친은 그 의사의 의견에 따라 수술을 받지 않기로 했다. 상처는 결국 치료되었다.

이 공청회에는 버몬트 대학의 의학부 교수 로렌스 위드 박사가 불려와 있었다. 박사는 '환자 지향 의료 기록법'을 처음으로 시작한 발안자였다. 의원들이 박사에게 전문가로서의 의견을 물었을 때 박사는 이렇게 대답했다. "그때의 상처는 굳이 수술을 하지 않아도 나을 수 있는 것이었다."

미국 의사협회는 의사들을 대상으로 5년마다 일제히 시험을 치러 회원의 기준에 적합한가를 판정하고 있는데, 그 결과는 그다지 신통치 않다. 항생제에 관해 행해진 테스트에서는 놀랍게도 반수의 의사들이 득점률에 있어 68퍼센트 이하에 머물렀던 적도 있다.

의사에게 몸을 맡기는 일이 얼마나 위험한지 이제까지 보아온 대로이지만, 위험이 비단 치료법 그 자체에만 있다고 할 수는 없다. 의사가 범하는 실수 또한 가히 공포스러운 것이다. 편협하고 독선적이며 편견 덩어리인데다가 논리적 사고나 진중함과는 거리가 먼 사람들이 바로 의사들이다. 의사와 만날 때, 나는 그런 인간의 얼굴을 마음속에 그린다.

그리고 실지로 만나보면, 역시나 상상했던 그대로일 때가 대부분이다.

의사에게 높은 윤리나 도덕 따윈 기대할 수 없다. 하버드 대학 의학부의 로버트 에버트 박사와 예일 대학 의학부의 루이스 토머스 박사는 모두 의대 학장이라는 요직에 있으면서, 굴지의 제약회사인 스큅 사(社)의 계약 고문으로 그 회사의 주력 상품인 미스테크린의 판매 정지 조치를 해제해달라고 미국 식품의학청을 설득하는 일을 맡았다.

에버트 박사는 "내가 할 수 있는 최선의 충고를 했을 뿐이다"라고 진술했으나, 스큅 사의 노먼 리다 부사장은 이 두 사람에게 거액의 돈을 지불했음을 인정하였다. 그러나 자신들이 받은 '소액의 수수료'의 구체적인 액수에 관해서는, 두 박사 모두 '노 코멘트'로 일관했다.

그 후, 에버트 박사는 스큅 사의 이사로 취임하였고, 회사로부터 1만 5000달러 상당의 주식을 받았다는 사실을 결국 인정했다.

속임수와 날조로 점철된 의학 연구

약물이 원인이 되어 생기는 암과 기형아 연구의 세계적 권위자인, 케이스웨스턴리저브 대학의 새뮤얼 엡스타인 박사는, 1972년 미 상원 영양문제특별위원회에서 다음과 같이 증언했다. "미국 과학 아카데미는 이해관계가 복잡하게 얽힌 조직이다. 식품 첨가물과 같은 중요한 문제를 결정할 토론회에 규제 대상에 해당되는 업계 대표자나 그 입김이 작용하는 사람들이 참여하는 경우가 실지로 많다. 미국에서는 돈만 있으면 자기들에게 유리한 데이터를 얼마든지 입수할 수가 있는 것이다."

부정과 속임수로 점철된 연구 보고는 일상적인 일로, 언론도 지금에 와서는 크게 취급하지 않는다. 신약의 임상 실험에 관해서 미국 식품의학청이 세부적으로 검사를 했을 때, 사용량과 데이터의 조작, 날조 등이 반복되어 행해지고 있다는 사실이 명확하게 밝혀졌다.

이러한 부정 행위의 배경에는 제약회사에 고용된 의사들이 있다. 그들은 식품의약품국에 제출하는 연구 보고서를 통해 자신들이 속해 있는 제약회사의 약품이 신약 인가 기준에 부합된다고 거짓 증언을 하는 것이다. 연구비 경쟁이 점점 치열해지다 보니 의사들이 오로지 연구비 획득만을 목적으로 연구 보고를 작성하는 경우도 자주 있는 형편이다. 연구에 관련된 의사들은 서로 공생관계에 있으므로, 동료가 적당한 실험을 통해 가짜 연구 보고를 올리면, 다른 의사들은 대체로 눈감아주고 있는 것이다.

콜로라도 대학의 미생물 연구자 어네스트 보렉 박사는 이렇게 말하고 있다. "모호하며 증명되지 않은 데이터가 과학지에 그대로 게재되는 경우가 최근 점점 증가하고 있다."

노벨 의학상을 수상한 매사추세츠 공과 대학의 분자생물학 교수 살바도르 루리아 박사도 이렇게 기술하고 있다. "공동 연구자의 한 사람이 실험 데이터를 날조하는 바람에, 굉장히 높은 평가를 받고 있는 과학자들이 연구 데이터를 철회해야 할 지경에 이른 경우도 적지 않은 걸로 알고 있다."

이와 같은 부정과 속임수로 점철된 연구의 전형을 또 하나 소개해 보겠다.

암 치료에 관한 세계 최대의 민간 연구 기관인 슬로앤케터링 연구소에서 일어난 사건이다.

이곳의 연구원이었던 윌리엄 서머린 박사는 쥐의 조직 이식에 성공한 것처럼 보이기 위해, 쥐의 몸에 착색을 했다. 처음 실험 동물의 몸에 착색을 한, 실로 말도 안 되는 연구의 선구자는 파울 카메러라는 오스트리아의 유전학자이다. 프랑스의 박물학자 라마르크가 19세기 초에 제창한 용불용설(用不用說 : 후천적으로 획득한 형질이 자손에게 전달된다는 진화론 학설)을 증명하기 위해, 카메러는 개구리의 다리에 착색을 했다. 그러나 1971년, 영국의 비평가 아서 케슬러가 『산파 개구리의 정체』라고 하는 책에서 이 사실을 폭로했고, 카메러는 결국 스스로 목숨을 끊었다.

미국 과학표준국의 리처드 로버트 박사는 이렇게 말하고 있다.

"과학자가 과학 잡지에 발표하는 데이터의 절반, 혹은 그 이상이 무효이다. 연구자가 정확한 데이터를 측정했다는 증거가 없으면, 일관된 연구가 행해졌다는 증거도 없는 것이기 때문이다."

그러나 어느 연구 데이터의 절반이 무효인지 알 도리가 없기 때문에 점점 더 모호해질 뿐 어느 것 하나 명확하게 다가오는 것은 없다.

과학 기사가 과연 신뢰할 수 있는 것인지를 판단하기 위해서는, 그 연구의 자금원이 어디인가를 조사해봐야 한다. 약의 안전성에 관한 제약회사의 데이터는 신빙성이 결여되어 있다. 의사라고 하는 사람들은 중대한 이해관계가 걸리면, 데이터의 변조나 날조에 발군의 재능을 발휘하는 사람들이기 때문이다.

아이오와 주립대학의 심리학자 르로이 월린스 박사는, 학생들에게 과학 논문의 집필자 37명에게 편지를 쓰게 하여, 논문의 근거가 된 데이터를 제공해달라고 요구했다. 회답을 해온 31명 중 12명은 '데이터를 분실했기 때문에 응할 수 없다'라며 요구에 불응했다. 요구에 응한 나머지 사람들의 데이터 중 7개의 데이터를 분석하여, 박사는 이렇게 결론지었다. "모두 너무나 중대한 오류가 포함되어 있기 때문에 과학적 사실로 취급할 수가 없다."

데이터의 조작과 날조는 비단 오늘날에 와서 시작된 것만은 아니다. 영국의 심리학자 시릴 버트는 사람의 지능이 대부분 유전에 의해 결정된다는 설을 제창해 유명해졌으나, 이 연구에도 데이터의 날조가 있었다. 프린스턴 대학의 심리학자 레온 카민의 조사에서, 버트의 연구에 관련되었던 '공동 연구자'가 실제 인물이 아니었다는 사실이 밝혀졌던 것이다.

19세기 오스트리아의 생물학자이자 '유전학의 아버지'라고 불리는 그레고르 멘델 또한 데이터의 조작이 특기였던 것 같다. 자신이 제창한 유전학 이론을 보다 완벽하게 하기 위하여, 교잡 실험에서 얻었던 데이터를 조작하여 바꿔치기 한 흔적이 남겨져 있다. 멘델이 끌어낸 이론은 확실하게 정확했으나, 데이터를 통계에 입각하여 계속 시험해보니, 멘델이 실험으로부터 그 이론을 끌어냈을 확률이 고작 1만분의 1 정도밖에 안 된다는 사실이 밝혀진 것이다.

의사의 윤리 의식 붕괴는 비단 의료 분야에만 한정되지 않는다.

유명한 수술법의 개발에 연관되어 있다고 알려진 의사들이 5년 간 25만 달러 이상을 탈세해, 결국 5건의 탈세 용의자가 유죄 판결을 받은 일이 있다. 또한 미국 의사협회 이사회의 회장이 은행 기금 180만 달러를 횡령한 혐의로 고소된 사실도 있다. 그들은 죄상을 인정하였으며 징역 1년 6개월의 유죄 판결을 받았다. FBI는 이 사건에 관해서 이렇게 발표했다. "동(同)회장은 다른 피고 몇 명과 공모해서 부정한 이익을 얻기 위해 간접 융자를 받으려고 계략을…… 구좌에 자금이 부족했음에도 불구하고 수표를 발행하고…… 정부를 상대로 사기 행위를 했다."

이것은 예외적인 일이 결코 아니다. 미국 의학계의 최고위층에서 이런 일이 일상적으로 행해지고 있는 것이다. 직무 태만, 데이터의 조작과 날조, 공금의 착복, 이것이 현대의학이라는 종교의 대표적인 기관에서 버젓이 행해지고 있는 일들이다. 하버드, 예일, 미국 과학 아카데미, 미국 의사협회의 '대사교(大司敎)'나 '추기경' 사이에서조차 버젓이 행해지고 있을 정도이니, 다른 대학이나 의료 기관의 성직자들의 부패 행태는 미루어 짐작할 수 있을 것이다.

자신의 병을 고치지 않는 의사들

의사의 일은 사람들의 건강을 관리하는 것이다. 그러나 얄궂게도 그 의사가 대체로 일반 사람들보다 건강하지 못한 게 현실이다. 미국의 의사를 대상으로, 건강 상태와 약물 오염 여부를 조사한 통계가 있다.

- 정신 장애를 일으키고 있는 사람이 1만7000명(의사 20명 중 1명)
- 알코올 의존증으로 괴로워하고 있는 사람이 3만 명 이상(의사 10명 중 1명)
- 마약을 상용하고 있는 사람이 3천 500명(전체 의사의 1퍼센트)

이들 숫자는 모두 낮은 쪽의 수치를 택한 것이다. 의사와 사회적, 경제적, 교육적인 면에 있어서 거의 동일한 위치에 있는 전문직(변호사, 대학 교수 등)과 의사를 비교한 30년 간에 걸친 연구 결과를 보면 이런 사실이 더 확실해질 것이다. 그 결과에 의하면, 의사의 거의 반수가 이혼했거나 혹은 결혼 생활이 파탄 지경에 있었고, 또 3분의 1 이상이 암페타민 등의 중추신경 자극제, 바비튜레이트 등의 수면제를 상용하고 있으며, 약 3분의 1이 정신과 의사에게 진찰받지 않으면 안 될 정도의 중증 정신 장애로 고통받고 있다고 한다. 이에 비하여, 의사 이외의 전문직에 종사하는 사람들은 훨씬 건강하였다.

약물 오염은 특히 심각하다. 의사가 마약이나 수면제를 상용하는 비율은 일반인에 비해 30~100배 정도로 높다. 미국 의사협회의 회합에서 오레곤과 아리조나 두 주에서는, 의사의 2퍼센트 가까이가 약물 남용으로 의사 면허위원회에 의해 징계 처분을 받았던 사실이 확인되었다. 게다가 알코올 의존증으로 문제를 일으킨 의사의 수는 그것보다도 훨씬 많았다.

미국 의사협회도, 미국 내 의사의 1~1.5퍼센트가 약물을 남용하고 있다는 사실을 인정하고 있다. 의사들을 상대로 생활 습관의 개선, 재활 요법(rehabilitation) 등의 여러 가지 처치가 수년에 걸쳐 강조되어 오고 있음에도 불구하고, 이 수치는 내리지 못했다. 일리노이 주 의사회에서는 이 문제에 대한 토론을 벌였는데, 회장인 제임스 웨스트 박사는 그 자리에서 다음과 같이 말했다. "일리이노 주 의사의 4퍼센트가 마약 상용자이고, 11.5퍼센트, 즉 9명에 1명이 알코올 의존증이다."

미국에서는 의사의 자살도 많다. 그 확률은 자동차와 비행기에 의한 사고사나 타살을 합한 확률보다도 높으며, 백인의 평균 자살률의 2배나 된다. 매년 약 100명의 의사가 자살하고 있는데, 그 수는 한 해의 의학부 졸업생 평균치와 맞먹는 수이다. 게다가 여성 의사의 자살률은 25세 이상 여성 자살률의 약 4배에 이르고 있다.

왜 유독 의사에게 자살이 많은 것일까? 그 원인을 이렇게 설명하는 사람도 있다. 우선 약을 쉽게 손에 넣을 수 있고, 실수를 용납하지 않는 일의 성격 때문에 막중한 스트레스를 받는데다가 장시간 노동을 해야 하므로 육체적, 정신적인 한계 상황에 부딪히는 경우가 많기 때문이라는 것이다. 게다가 환자로부터는 '빨리 고쳐달라'는 닥달을 받게 된다.

그러나 이는 변명에 지나지 않는다. 이런 이유만으로, 과연 의사가 자살한다는 것일까? 내 생각으로는 다른 데에도 원인이 있는 것 같다. 연구와 관련된 부정과 부패가 그것이다. 제약회사의 영업사원이 의사의 비위를 맞추려고 애쓰는 걸 보거나 들은 적이 있는 사람이라면 그다지 놀랄 일도 아니지만, 그들이 의사에게 접근하는 방법은 실로 다양하다. 저녁이나 술 접대는 기본이고, 각종 협회에 참가할 수 있도록 편의를 봐주며 심지어는 연구 보조금을 지급해주기도 한다. 그러나 이런 정도는 표면적인 분석에 지나지 않는다. 의사가 왜 이 정도까지 병들어 있는지 그 진짜 원인에 접근해들어 가려면, 의학계의 본질을 심리적, 도덕적인 관점에서 분석할 필요가 있다.

의학계 내부의 권력 다툼은 가장 원시적인 형태의 잔인한 힘겨루기 양상을 보인다. 정치계에서는 타협하면 정치적 생명을 보전할 수 있으나 의학계에서는 그것이 허용되지 않는다. 자신이 물려뜯기기 전에 상대의 경정맥을 먼저 공격해야만 한다. 현대의학에는 양보라는 개념이 없다. 이해가 대립되면 대화로서 상호의 이익을 확보하는 게 이치인데,

권위주의 의학계에서는 오직 승리한 사람만이 권력의 계단을 뛰어오를 수 있는 것이다.

역사를 돌이켜보면, 개혁을 시도한 의사는 항상 의학계로부터 추방되었다. 자신의 신념을 관철하려면 의사라는 직업을 버리지 않으면 안 되는데, 이러한 위험을 감수할 의사들은 거의 없다.

의사들이 좀처럼 양보하려 하지 않는 것은, 같은 업종의 사람 외에는 사귀려 하지 않기 때문이다. 다른 직업에 종사하는 사람과 친하게 되는 경우는 여타의 전문직 종사자들이 그렇듯이 의사들에게도 극히 드문 일이다. 따라서 그들은 다른 세계를 알 기회가 한정되어 있으며, 타인에게 자신을 이해시킬 필요가 거의 없다. 자기들끼리의 사적인 관계를 통해 자신들만의 가치관을 공고히 하고 이따금 공적 영역에 나아가 그 생각들을 장려하기도 한다. 그리고 나서는 자기들만의 세계로 재빨리 돌아가는 것이다. 이것은 공공성이 높고 그 영향력이 큰 다른 집단에서는 찾아볼 수 없는 일이다.

의사는 환자를 진단한다. 확실히 그렇다. 그러나 의사는 환자를 인간으로서 진찰하는 것이 아니다. 의료 행위란 환자의 절대 복종을 전제로 하는 것이기 때문에, 의사와 환자의 관계는 주인과 노예의 관계와 닮아 있다. 이러한 관계에서는, 의사가 환자와 의견을 교환하며 무엇인가 영향을 받는다는 일은 상상할 수 없다. 의사의 이념은 인간적인 요소가 결여된 냉담한 태도로 환자를 대하는 것이기 때문이다. 이것은 사적으로도 변함이 없다. 의사는 자신을 상류 계급의 인간이라고 생각하고 있다. 스스로 그것에 공감을 느끼며 자신들이야말로 진정한 상류 계급의 인간이며, 엘리트라고 믿고 있다.

의사의 이러한 독선적 성향이 점점 조장되어가고 있기 때문에, 의사들이 흔히 정치나 경제적인 면에서 보수적이 되는 것도 무리가 아니다.

의과 대학의 실태

의사에게는 환자를 우습게 보는 습성이 있다. 어디서 이런 나쁜 습성이 밴 것일까? 이 점에 관해서 질문을 받게 되면, 이전에는 '의과 대학생 시절'이라고 답하곤 했으나 지금은 그렇게 생각지 않는다. 그보다도 훨씬 전부터라는 걸 알게 되었기 때문이다. 학생은 의학부에 들어가기 전, 그러니까 예과 과정에서부터 그런 습관에 길들여지는 것이다.

훔쳐보기, 성적 상위자를 둘러싼 방해 작전, 경쟁자 따돌리기 등 갖가지 기술을 익히지 않으면, 의학부에는 입학할 수 없다고 그들은 생각하고 있는 것이다. 하나도 이상할 게 없는 것이, 미국의 대학제도*는 의학부에 근본을 두고 있으며, 고등학교는 또 그 대학들을 모범으로 삼고 있기 때문이다.

따라서 현재 의학부의 입학 시험과 교육 방침으로는, 유능한 의사를 키우는 일은 불가능한 것이다. 득점을 다투는 일반 시험, 의학부 입학 시험, 점수 절대주의에 의한 심사제도 등으로 학생들은 타인과 제대로 대화조차 나눌 수 없으며, 그 동안에 인간적인 교류를 싫어하는 타입의 학생으로 바뀌기 때문이다. 그뿐인가. 이러한 관문을 통과할 수 있는

---

* 미국에서는 4년제 대학을 졸업하고 나서, 그 대학 혹은 다른 대학의 의학부에 학사 입학하여 다시 4년간을 보낸다.

것은, 현대의학의 독선적인 권위에 순순히 복종하는 학생뿐이다. 그들은 자기의 성공만을 원하며, 비판 정신이 결여되어 있고, 성실성이나 청렴 등과는 거리가 멀다. 엄격한 계층 사회인 의학계에서는 무엇보다도 수용하는 자세로 교육을 받고, 교수가 안심하고 대답할 수 있는 질문만을 하는 학생을 필요로 하고 있다. 이것은 한 번에 한 가지 질문만 하도록 한정되어 있다는 사실에서 충분히 확인할 수 있다. 나는 의과 대학생들에게 의학부를 무사히 졸업하려면 단 한 번의 질문으로 끝내고 그 이상은 질문하지 말라고 충고해주고 있다.

의학 교육은, 우수한 학생을 우매한 학생으로 변질시키고 건전한 학생일지라도 병적인 인간으로 전락시키고 만다. 우수한 학생을 바보로 만드는 것은 그다지 어려운 일이 아니다. 입학 시험관이 의지가 박약한 권위 복종형의 학생을 선택하여 뽑아두면, 그 후에는 교수들이 치유나 건강 따위와는 전혀 관계도 없는 커리큘럼을 만들어 지도에 임하면 되는 것이다.

미국에서는 의학 교육에 관련된 최고의 교수진조차, 의학 교육에서도 '반감기 이론'이 적용되고 있다고 고백하고 있다. 의과 대학생이 의학부에 재적하는 4년 중 2년 간의 교육 내용이 잘못되어 있으며, 그 중 1년은 더욱 잘못되어 있다는 것이다. 문제는 의과 대학생들이 어느쪽의 절반이 옳으며, 어느쪽의 절반이 틀린 것인가를 구별하지 못한 채로 배운 것 모두를 암기하지 않으면 안 된다는 사실이다.

의과 대학생은 엄격하게 관리된다. 의학부만큼 학생과 교수의 비율이 두드러진 곳도 없을 것이다. 의학부의 마지막 2년 간에는 교수 1명이 2, 3명의 학생을 상대로 하는 수업이 자주 있다. 담당 교수와 학생이 접하는 시간은 많아지고, 게다가 교수는 학생들의 장래를 크게 좌우할 힘을 쥐고 있기 때문에 그 영향력은 절대적인 것이다.

의사는 어떻게 만들어지는가

의과 대학생들은 언제나 피곤에 절어 있고, 기력이 없어 화도 낼 수 없는 상태에 놓여 있다. 인간으로부터 의지를 빼앗아 특정의 틀에 가두어놓고는, 실험 동물같이 무의미한 경쟁에 날을 지새게 만들기 때문이다. 그 결과 그들은 기력을 잃고 저항할 힘조차 없어져, 공포심에 병들어간다.

　의사들의 특성에 대해 내게 묻는다면 나는 그들의 심리적 특성은 공포심이라고 말하고 싶다. 그들은 자신의 안전을 필요 이상으로 걱정하면서도 좀처럼 만족을 느끼지 못하는데, 그것은 의학생 시절에 골수까지 스며든 공포심이 워낙 컸기 때문이다.

　의사들은 의학부에서 낙제, 오진, 실업에 대한 공포로 이미 짓눌릴 대로 짓눌려진다. 의학부 과정은 마라톤 경주와 같다. 경기가 시작되면 어쨌든 한 사람을 제외하고 나머지 모두는 패자가 되는 것이다. 이것이 의학부 학생의 운명이다. 모두가 승자가 될 수는 없으므로 거의 대부분에 해당하는 학생들은 자존심에 상처를 입게 되어 처참한 기분으로 의학부를 졸업하게 된다. 의과 대학생들은 공포심이라고 하는 '약'을 자진하여 들이켜고 본래 갖고 있던 치유에 대한 직감과 인간적인 감정을 버리고 만다. 장래 의사가 되어 환자의 치료에 임하게 될 때를 생각하면, 이것은 본인에게 있어서도 환자에게 있어서도 불행한 일이 아닐 수 없다.

그러나 그 대신에 한 가지 보상이 주어진다. 자신이 위대한 인간이라는 생각으로 환자를 우습게 보는 마음, 즉 '자만심'이다. 그리하여 의과 대학생은 교수와 마찬가지로 행동하며 공포심을 감추도록 교육받는다. 공포심과 자만심이라고 하는 감정의 틈새에 끼어 있다 보면, 병적인 인간이 되는 것도 그다지 이상한 일이 아닐 것이다.

의과 대학생들이 경쟁에서 살아남기 위해 구사하는 다양한 악행들을 소개하면, 생물학 시험에 사용하는 현미경에 다른 표본 집어넣기, 소변 검사용 컵에 설탕 넣기 등이 있다. 이렇게 하여 다른 학생을 함정에 빠뜨리려고 하기 때문에 리포트의 대필, 정기 시험의 대리 참석, 있지도 않은 실험 데이터의 날조 등 온갖 악행을 서슴지 않는다.

이런 경험의 영향은 의사가 되어 신약의 승인을 얻을 때, 조작되거나 날조된 데이터를 자료로 집어넣는 따위의 부정 행위로 나타난다. 또한 시험과 성적을 둘러싼 공포심과 피로는 약물과 알코올 의존증을 부르게 된다. 교수로부터 배운 자만심은 환자의 생명과 건강을 염려하지 않고, 결국은 죽음에 이르게 하는 위험한 치료를 아무런 주저도 없이 행할 수 있는 철면피 의사를 만들 뿐이다.

나는 의과 대학생들에게 이렇게 충고하고 있다. "졸업하면, 가능한 한 빨리 의학부와 인연을 끊어라."

의학부에서의 4년 간의 전문 과정 중에서 앞의 2년 간은, 교수가 학생의 이름조차 기억하지 못하기 때문에 살아남기가 쉽다. 교수의 눈에 띄지 않도록 행동만 조심한다면 그것으로 끝이다. 뒤의 2년 간은 교수와의 관계가 보다 친밀해지지만, 수업이 적기 때문에 의학부의 정신적인 스트레스와 그로 인한 마음의 상처를 치유할 여유가 생긴다.

시험 준비를 게을리 하지 않고, 의미가 없는 경쟁에 휩쓸리지 않도록 주의한다면, 마음의 상처를 그다지 크게 받지 않고 졸업이라는 관문까지 닿을 수 있을 것이다. 그리하여 주(州)의 의사 면허 시험 수험 자격을 취득하면, 곧 의학부와 절연하는 것이다.

전문의나 전공의 과정은 무시하는 게 좋은데, 왜냐하면 거기서는 소위 의료 전문가들이 학생들을 밤낮으로 혹사시켜 현대의학이라는 종교의 냉혹한 성직자로 만들 뿐이기 때문이다.

의사도 인간이다. 환자도 그렇다. 그렇기 때문에 환자는 인간미가 있는 따뜻한 마음을 갖고 있는 의사에게 진찰받고 싶어한다. 그러므로 의사에게 결함이 있으면, 진찰을 받는 환자의 입장에서는 불행으로 가는 차표를 손에 넣은 꼴이 된다.

예를 들어 지적 장애를 가진 사람이나 장애인에 대한 평가를 의사와 일반인으로 나누어 비교해보면, 꿈도 희망도 없는 말을 하는 쪽은 당연히 의사이다. 반대로 희망을 갖고 말하는 쪽은 당연히 부모들이다. 같은 환자에 대해서 이렇게 평가가 다른 경우, 나는 부모를 믿도록 하고 있다. 그 생각이 옳든 그르든 그건 중요하지 않다. 오히려 중요한 것은 환자를 대하는 태도이다. 전망이야 어떻든, 신념에 찬 태도는 그 신념을 현실화시킬 수 있기 때문이다.

부정을 행하고도 끄떡없는 의사들

의사는 자신의 이익을 제일로 생각하며 환자의 일은 이차적인 문제로 취급하고 있다. 미국 의료경제회사에 의해 조사된 통계를 보고 놀란 적이 있다. 1천 700여 명의 사람들에게 '담당 의사가 부정 의료로 소송을 당한 게 사실이라면, 그 의사에 대한 평가를 바꾸겠습니까?'라고 질문했을 때, 웬일인지 77퍼센트의 사람이 '아니오'라고 대답한 것이다.

세상 사람들은 의사들의 부정 의료를 바라고 있단 말인가? 아니면 그런 일 정도야 아무래도 좋단 말인가?

나는 세상의 무관심한 처사를 이해할 수 없었다. 보험회사가 의사에게 악용되고, 필요 이상의 비용을 지출한다는 사실을 나는 잘 알고 있다. 의사 사이에 부패와 병이 만연하고, 진료라는 행위가 이처럼 부정하게 행해지고 있음에도 불구하고, 면허가 취소된 의사는 연간 70명 정도에 지나지 않는다는 사실도 잘 알고 있다.

여기에 의학계의 수수께끼가 있다. 의과 대학생일 때 그만큼 공포심과 경쟁심으로 고통을 받았음에도 불구하고(어떤 사람은 그렇기 때문에) 의사들은 서로에 대한 비판은 물론 부정 행위를 당국에 보고하는 것을 극단적으로 싫어한다. 예를 들어 병원이 의사의 실수나 부정을 발견해도 기껏해야 사직을 권고하는 정도일 뿐, 주(州) 의료 당국에 보고하는 경우는 거의 없다. 어디 그뿐인가. 문제의 의사가 다른 병원에 재취직하려 하면, 훌륭한 추천장마저 써서 첨부해주는 실정이다.

쌍둥이 산부인과 의사로 일찍이 이름을 날린 마커스 형제가 마약 금단 증상으로 사망했다는 소식은 세상을 놀라게 했으나, 동료 의사에게 있어서는 별로 크게 놀랄 만한 일도 아니었다. 죽기 전해에, 그들의 마약 중독은 이미 병원의 의료진에게는 잘 알려져 있었고, 병원측은 휴가를 주어 치료에 전념하도록 배려하고 있었던 것이다.

마커스 형제가 뉴욕의 코넬 의료센터에 일시 복귀했을 때, 중독 증상으로부터 벗어나 있는 것처럼 보였으나 사실은 그렇지 않았다. 그러나 직원에게 경고를 받은 일도 없었으며, 주 의사면허위원회에 보고된 적도 없었다. 사망한 해의 여름에 근무 정지 처분이 내려져 있었을 뿐이다. 두 사람의 시신이 발견된 것은 그들이 환자에게 입원을 허가할 권한을 빼앗긴 날로부터 불과 수일 후의 일이었다.

뉴멕시코 주의 어떤 외과 의사는 담낭 수술에서 담관을 잘못 연결해 환자를 사망하게 하고 말았다. 해부 결과 의료 사고였음이 판명되었으나 그 외과 의사가 징계 처분을 받은 사실은 없었으며, 수술 방법에 관하여 지도를 받지도 않았다. 세 번째 의료 사고가 발각되고 나서야 마침내 조사가 진행되어, 결국 이 외과 의사는 의사 면허를 취소당했다.

의사가 안고 있는 두 가지 병리

의과 대학생 때는 경쟁심에 멍들고, 의사가 되고 나서는 치열한 권력 투쟁으로 애를 태운다. 그런데도 의사가 동료의 과실을 눈감아주는 것은 왜일까? 그 수수께끼를 푸는 열쇠는, 앞에서도 지적했던 의사들 특유의 감정, 즉 공포심과 자만심에 있다. 의학부에서는 서로 적대시하도록 배운 그들이지만, 일단 의사가 되면 그 대상이 환자로 바뀐다. 현재의 상황을 뒤집어놓을 것 같은 활동이나 연구를 하지 않는 한, 동료 의사는 적이 아닌 것이다.

의사의 공포심은 끝까지 없어지지 않는다. 의사에게 있어 환자는 해결해야 할 문제를 갑자기 달고 온 불청객에 지나지 않는다. 이러한 상황은 의학부 시절의 시험을 연상케 한다. '혹시, 이 문제를 해결할 수 없으면……'

의사에게 있어서 환자는 안정된 지위를 위협하는 두려운 존재인 것이다. 단지 한 건의 의료 사고라도 그것이 세상에 알려지면, 곧 모든 환자가 우위에 서게 되고 자신들의 안정된 지위가 흔들리기 시작한다.

어떤 전문가 집단이든 자만심의 대상은 자기들이 두려워하는 집단 외부에 두지 결코 집단 내부에 두지 않는다. 게다가 의사는 어느 전문가 집단보다 유독 심하다. 그것이 허용되는 이유는 현대의학이 종교이며 의사가 성직자이기 때문이다. 그렇다 해도 이렇게 거만하고 고압적인 태도를 취하는 성직자는 다른 종교에서는 찾아볼 수가 없다.

종교는 죄의식을 가르쳐 구원을 역설한다. 그것에 의하여 신자의 행위가 고양될 수 있다면, 그 종교는 평가할 가치가 있는 윤리적인 종교라고 말할 수 있다. 그러나 죄의식만 가르치고 구원은 말하지 않는 종교, 잘못된 행위를 권하며 신자를 행복으로 인도하려고 하지 않는 종교는 사교(邪敎)인 것이다.

기묘한 것은, 죄의식이 오히려 신자를 그 종교에 점점 더 집착하게 만든다는 것이다. 현대의학이라는 종교의 성직자들은 그 영향력을 이용해 이 전통적인 죄의식들을 제거해왔다. 그리하여 사람들을 죄의식으로부터 해방시켰다. 그들 덕분에 죄가 죄가 아니게 된 것이다. 죄의 대가가 육체로 나타나도 의사에게 가면 낫게 해준다 —— 사람들은 그렇게 생각하게 되었다. 임신하면 중절, 성병에 걸리면 페니실린. 기독교의 일곱 가지 대죄(大罪)의 하나인 대식으로 인한 비만으로 심장병을 앓아도 관상동맥 바이패스 수술이 있다. 알코올에 중독되어도, 의사가 신경 안정제나 수면제를 처방해주기 때문에 이제 아무것도 걱정할 필요가 없다. 그래도 효과가 없으면, 상담을 해줄 정신과 의사는 얼마든지 있다.

현대의학이 죄를 역설하지 않는 종교라고는 하나, 한 가지만은 예외가 있다. 그것은 '의사에게 가지 않는' 죄다. 의사의 휘하로 들어오기만 한다면, 그것으로 만사 오케이다. 그렇게만 한다면, 어떤 죄로부터도 해방된다. 현대의학이라는 종교의 신자 자격을 갖춘 현대인은, 몸 상태가 조금이라도 좋지 않으면 반드시 병원에 가야 한다고 믿고 있다. 의사에게 가지 않으면 죄의식을 느끼도록 세뇌된 것이다.

의사는 실패를 관 속에 묻는다

의사라는 이름의 성직자는 "환자에게 침입해온 병마와 싸우고 있다"라고 말하는 것으로 어떤 악행도 숨길 수가 있다. 환자의 상태가 호전되지 않을 때는 "병마와 싸우고 있습니다. 그러나 나도 인간에 지나지 않습니다"라고 미리 도망갈 곳을 만들어놓는다. 이런 방법을 사용하면, 승리할 땐 '영웅' 설사 실패하더라도 '패배한 영웅'이 되는 것이다.

의사는 결코 손해보지 않는다. 환자를 위험에 밀어넣는 것은 자신이면서도, 상황이 어떻게 바뀌더라도 자신에겐 피해가 없도록 언제나 사전 조치를 취해놓는다. 의사가 절대로 자신의 일을 책임지지 않는 것은, 평소에 의미도 없는 의료처치를 신성시하여 효과가 있는 것처럼 보이고 있기 때문이다. 고가의 의료 기기를 사용해 굳이 하지 않아도 좋을 위험한 치료를 행하고는, 의료비를 긁어모으는 것이 의사라고 하는 사람들의 일인 것이다.

태아 감시장치가 이상을 나타내면, 의사는 생사가 걸린 상황이라며 제왕절개를 행한다. 그러나 정말로 위험한 것은 의사가 제왕절개를 시작하려고 하는 바로 그 순간이다. 산모와 태아가 모두 살면 자신은 영웅, 둘 중 한쪽 혹은 양쪽이 생명을 잃으면 그것은 '생사가 걸린 상황'이기 때문이다.

의사는 절대로 책임을 지지 않는다. 책임을 지는 쪽은 언제나 환자다. '의사는 실패를 관 속에 묻는다'는 낡은 격언은 여전히 유효하다. 흔히 의사를 비행기 조종사와 비교하곤 하는데, 그것은 이치에 맞지 않는다. 왜냐하면 비행기가 떨어지면 조종사는 승객과 함께 죽지만, 환자가 죽어도 의사는 죽지 않기 때문이다.

실패는 성공의 어머니 —— 이것은 의사가 책임 회피를 위해 사용하는 당치 않은 억지 이론이다. 보육기의 미숙아가 실명하는 경우가 빈번해져도 "치료하지 않으면 죽기 때문에, 그것에 비하면 실명 정도는 운이 좋은 것이다"고 발뺌하며 "체중이 1000그램이 되지 않는 미숙아는 전원이 실명하였지만 그래도 치료를 하지 않으면 죽게 됩니다"라고 대답한다.

이 기묘한 이론은 당뇨로 인한 실명에도 악용된다. 실명하는 환자가 많은 것은 "당뇨병 환자의 생명을 구하고, 생명을 연장하는 데 성공했기 때문입니다"라고 의사는 말하는 것이다.

의사들은 생명을 연장하는 처치는 어느 정도 성과를 거두었노라고 곧잘 역설한다. 이러한 역설은 치료 성적이 좋지 않은 병에 사용되는 경우가 많다. 실지로 사고사가 아닌 대부분의 경우, 의사는 대개 이렇게 당치도 않은 이론으로 말꼬리를 돌린다. 사람들의 건강을 관리하는 데 있어 현대의학이 거의 속수무책이라는 것을 증명하는 사실은 얼마든지 있으나 의사는 그 사실을 철저히 묵살한다. 왜냐하면 자신의 건강 관리조차 제대로 할 수 없는 것이 바로 의사들이기 때문이다. 그들의 병의 원인은 바로 의사로서의 양심에 있다. 의사들에게 정신적인 장애가 많다는 사실을 지적받으면 의사들은 이렇게 대답한다. "의사가 정신 장애에 빠지기 쉬운 것은, 의사들은 완벽주의자라서 일을 열심히 하였음에도 불구하고 환자의 상태가 좋아지지 않으면 죄의식으로 괴로워하기 때문이다."

이것은 미국 의사협회 회장의 말이다.

환자는 사악한 마귀

의사는 '성스러운 언어'로 자신을 지키고 있다. 세상의 세속적인 언어와 구별하기 위해, 종교는 성직자의 훈화에 성스러운 언어를 사용하여 유혹한다. 의사란 신과 언어 사이를 교차하는 성직자들인 것이다. 그 언어는 누구에게도 알려져서는 안 된다. 중요한 것은 아무리 성스러운 언어를 구사한다고 해도, 의학 용어는 다른 업계의 전문 용어와 마찬가지로 간단한 업계 용어(은어)에 지나지 않다는 것이다. 결국 의학 용어는 세상 사람들에게 진실을 은폐하기 위해 사용되고 있는 것이라서, 혹시 사람들이 그 의미를 알아버린다면 의사의 성스러운 힘도 사라져버리고 말 것이다.

예를 들어, 병원 내의 감염이 발생하면 의사는 일부러 난해한 병명을 붙인다. 이렇게 하면 환자도 노여움을 버리고 납득한 것 같은 기분이 된다. 어디 그뿐인가. 의사에 대한 외경심조차 생기는 것이다.

의사가 고압적인 태도로 말하는 것도 환자에게 무력감을 안겨주어, 의사에게 일체를 맡기도록 하기 위한 방편이다. 신비의 베일로 의식을 포장하여, 과학의 힘이 그 의미를 추궁하지 않는 한, 의사는 어떤 치료라도 정당한 의료라고 잘라 말할 것이다. 그러나 의사의 설명은 모순투성이이며, 논리 따위는 아무래도 좋은 것이다.

의학 용어에는 환자를 치료 방침으로부터 멀어지게 하는 벽으로서의 효과가 있다. 그 벽은 환자에게 "너희가 도대체 무엇을 아느냐"고 말하는 것이다. 하물며 치료법에서야 두말할 나위가 없을 것이다.

'환자는 사악한 마귀일 뿐이니, 치료에 상관해서는 안 된다.'

이것이 의사의 기본적인 사고 방식이다. 의사는 환자 스스로 병에 맞서 싸워나가는 것을 바라지 않는다. 만에 하나 의사가 이러한 생각을 갖고 있다는 사실을 환자들이 알게 되면, 환자에게 충분한 설명을 하지 않으면 안 된다. 그러나 의사들은 그러고 싶어하지 않는다. 만약에 그렇게 한다면, 결정권을 자신이 혼자 거머쥘 수가 없기 때문이다.

과학 기술의 정밀함을 모은 하이테크 의료 기기는, 의사의 권위를 살리는 데 이용되고 있다. 온갖 진찰실에 이러한 기계가 설치되어 있는 것은, 그것을 목격한 환자들을 위축시켜 의사에게 존경의 눈빛을 보내게 하기 위한 것이다. 그리하여 '할 수 있는 조치는 모두 했습니다'라는 의사의 주장이 전기로 작동하는 금속 덩어리에 의해 주술적인 힘과 정당성을 띠도록 만든다.

만약 이들 대신에 달랑 검정색 왕진 가방 하나였다면 어땠을까? 의사가 '할 수 있는 조치는 모두 했습니다'라고 말했을 때, 환자나 그 가족이 과연 납득할 수 있을까?

넓은 진찰실에 주욱 늘어선, 가격이 100만 달러 가까이나 되는 하이테크 기기의 스위치에 손을 대는 순간, 의사는 하고 싶은 것을 완전히 다할 뿐만 아니라 불필요한 것까지 하고 있는 것이다.

교회나 사원에는 그 종교의 본존(本尊 : 종교의 중심이 되는 상)이 놓여 있다. 의사의 지위가 높아지면 높아질수록, 병원에는 많은 의료 기기가 안치된다. 현대의학이라는 종교의 대성당(대병원)이나 그 밖의 성당(중소 병원이나 진료소)에 발을 들여놓으면, 오류란 찾아볼 수 없는 신화로 무장한 성직자(의사)와 마주하게 되는 것이다. 무류성(無謬性 : 오류가 없음)이라고 하는 것은 기독교에서 '절대로 오류를 범하지 않는 특질'이라는 의미이다. 하지만 그렇기 때문에 의사는 오히려 이 세상에서 제일 위험한 존재인 것이다.

내 몸은 내가 지킨다

이제까지 기술한 문제들을 해결하기 위해 여러 가지 개혁이 도입되어

왔다. 그러나 나에게는 어느 것도 효과가 있는 것처럼 생각되지 않는다. 예를 들어 재활요법이 그렇다. 왜냐하면 이것은 병의 원인을 제거하는 치료법이 아니기 때문이다.

의사는 병의 원인이 아닌, 병의 증상에 휘둘리고 있다. 병의 원인을 제거하는 치료법은 현대의학의 숙명적인 과제임에도 불구하고 왠지 의사들은 이 문제에는 그다지 접근하고 싶어하지 않는다. 그렇기 때문에 세월이 아무리 흘러도 근본적인 치료가 이루어질 수 없는 것이다. 의사가 행하고 있는 것은 병의 원인을 제거하는 근본적인 치료법이 아니라, 그 증상만을 억누를 뿐인 대증요법(對症療法)에 지나지 않는다.

의사의 지식을 갱신하는 졸업 후 교육을 시도해보았으나 그다지 성과가 없었다. 졸업 후 교육의 대부분은 의학부 교육과 같은 내용이다. 의과 대학생 때에 익힌 지식을 반복하여 공부하는 것만으로 의미가 있을 리 없다. 또한 졸업 후의 교육 담당자가 학생 시절과 같은 교수진이었다는 것도 문제이다. 그렇다면 과연 누가 그들의 재교육을 담당해야 하는 것일까?

자신의 몸은 자신이 지켜야만 한다. 그러기 위해서는 공포심과 자만심이라고 하는 의사의 기본적인 성격을 언제나 명심하고 있지 않으면 안 된다. 의사의 자만심은 자극하지 않은 채 공포심만을 이용하는 것도 한 가지 방법이다. 그렇게 하면 환자도 우위에 설 수가 있다. 의사는 늘 환자에게 공포심을 품고 있으며, 무엇을 어떻게 해주어야 하나 불안해하고 있기 때문이다.

의사는 변호사를 두려워한다. 그 이유는 변호사의 힘 때문이 아니라, 유사시 그들이 환자와 단결하기 때문이다. 그러나 의사가 정말로 무서워하는 것은 환자이다. 의사가 부정 의료를 행하면 재판에 호소하라. 법정이야말로 양심적인 판단을 내려줄(지도 모르는) 장소이다. 그리고 의료 문제에 대해 치밀하게 의사와 대결할 용기가 있는 뛰어난 변호사를 선택하라.

의사가 이 세상에서 가장 싫어하는 장소, 그곳이 바로 피고석이다. 그곳은 성직자로서 세속적인 의무를 면제받아 온 자신이, 반대로 환자에게 추궁을 받는 장소이기 때문이다. 게다가 환자에게는 지원군까지 몇 명 붙어 있다.

의료 과오의 소송 건수가 증가하고 있는 것은, 의사의 아성을 부수기 위해 일어선 사람들이 증가하고 있다는 것을 의미한다.

의사로부터 피해를 받았으나 재판에 호소할 정도로 심한 것은 아니다 — 이러한 경우에는 의사에게 과연 어느 정도의 싸움으로 도전해야만 하는가? 이 경우에는 신중함이 가장 중요하다. 환자가 어떻게 싸우느냐에 따라 효과가 결정되기 때문이다. 의사가 화를 내며 위협해오면 기죽지 말고 대응하라. 필사적으로 상대하면 의사는 대개 꼬리를 내린다. 그들은 늘 손해와 득을 생각하기 때문이다.

의사들과 대항할 때는 끝까지 갈 각오를 갖지 않으면 안 된다. 저항운동을 해낼 만큼의 강력한 의지와 체력에 자신을 가질 때까지는, 의사가 눈치채게 해서는 안 된다. 아무리 이야기를 해도 의사의 사고 방식을 바꾸는 일은 불가능하기 때문이다. 항암제를 대체할 다른 치료법을 희망해도 의사는 들어주지 않는다. 우유를 권하는 의사에게 모유 육아를 주장해도 마찬가지다. 신문의 기사를 보이며 생각을 바꾸도록 유도하거나 그 밖의 이런저런 다른 방법을 시도해도 소용이 없다. 현대의학을 대신할 치료법이나 건강법을 찾는 편이 현명할 것이다.

기독교 신자는 성직자가 부적격하다고 판단되면 어떻게 할까? 맞서는 경우도 있으나, 실지로 그런 일은 좀처럼 일어나지 않는다. 대개는 그 교회로부터 사라지게 할 뿐이다. 이것이야말로 나의 해답이다. 수년 전이라면 생각도 할 수 없는 일이지만, 현대의학이라는 종교에 대한 신앙을 버리면 되는 것이다.

최근에는 많은 사람들이 현대의학교로부터 벗어나고 있다.

8 예방의학이 예방하는 것

병원의 도산을 예방하는 의학

아는 의사로부터 이러한 편지를 받았다.
"사람들에게 희망을 주고, 세상의 평화에 기여하기 위하여, 의사들이 할 수 있는 일이 과연 무엇일까?" 나는 답장을 썼다. "의사를 그만두는 것이라네."

    치료의학에 구제 방법이 없음은 이제까지 보아온 대로이지만, 예방의학도 그것에 뒤지지 않게 한심한 것이다. 현대의학이 사람들의 생활을 관리하려고 할 때 사용하는 것이 예방의학이다. 예방의학이야말로, 현대의학이 탄생시킨 거대한 괴물과 같은 존재이다. 이는 권세욕에 물든 무리들이 '문제를 미연에 방지한다'는 구실로 자기들이 하고 싶은 것을 세상에 널리 실현하는 것인데, 그 비슷한 예로 국방부가 '국민을 적으로부터 지킨다'는 닳고닳은 대의명분으로 연간 수천억 달러에 달하는 군사비를 사용하고 있는 것을 들 수 있다.

그 대부분이 쓸데없는 데 유용되고 있으나, 그래도 국방부는 '적이 습격해오지 않는 것은 많은 군사비 덕분이다'라고 주장할 수 있다.

그렇다면 의학계는 '병자가 없는 것은 고액의 국민 의료비 덕분이다'라고 주장할 수 있을까? 국민의 건강 관리라고 하는 그럴듯한 명분을 내걸고, 역시 매년 수천 억 달러의 비용을 투입하고 있으나 국민 의료비가 높아지면 높아질수록 병자가 줄기는커녕 점점 늘어가고만 있는 것이 현재의 상황이다.

국민 모두에게 두루 미치는 보험제도를 도입하려는 논의도 일부에서 제기되고는 있으나, 이 제도에 그다지 많은 기대를 걸 수는 없다. 장래의 일을 생각하면 건강과 재정 면에서 더욱 심각한 사태를 초래할 수도 있기 때문이다. 예를 들어 아무리 치료로 의료를 받을 수 있게 된다 하더라도 병 그 자체가 줄어드는 일은 있을 수 없으며, 완전히 무르익어 과잉 상태가 되어버린 의료를 이 이상 더 증가시킨다면 어떻게 될 것인가 하는 문제도 고려해봐야 하기 때문이다.

의료야말로 건강 관리의 최적의 수단이다 —— 의학계는 이렇게 말하며 국민을 교화해왔다. 확실히 그 전략은 훌륭하게 성공을 거두었다. 그러나 '의료 = 건강 관리'라는 발상은 개인의 건강을 좀먹고 가정을 붕괴시킬 뿐만 아니라, 나라의 재정을 압박하고 한 나라를 파산으로 몰아갈 정도로 위험한 사고 방식인 것이다.

예방의학의 이름 아래 현대의학이 행하고 있는 일은 의미가 없을 뿐만 아니라, 극히 위험한 행위이기조차 하다. 앞에서도 설명했던 것처럼 소위 건강 검진이라고 불리는 의식은 쓸모 없고 위험한 조사의 연속에 불과하다. 다만 운이 좋을 경우, 조사를 받는다는 사실로 의사라는 이름의 성직자로부터 용서를 얻을 수는 있을 것이다.

　건강 검진시, 환자는 의사 앞에서 배우자나 친구에게조차 이야기한 적이 없는 병의 내력을 모조리 고백하지 않으면 안 된다. 그리고 청진기(고장일 경우도 종종 있다)로 몸을 구석구석 조사당하고, 다음에는 소변을 컵에 넣어 간호사에게 건네라는 요구에 응하지 않으면 안 된다. 타건기로 무릎을 두드림으로써 이 의식은 끝나고, 그 후 의사로부터 '이상이 없다'는 이야기를 들으면 드디어 날아갈 듯한 무죄 방면이 되지만, 운이 나쁘면 '정밀 검사를 요함'이라는 선고를 받고 전문의 앞으로 보내져, 더욱 복잡한 방법으로 징벌과도 비슷한 검사를 받아야 하는 처지가 된다.

　집단 검진에서 스크리닝 검사(미발증 단계에서 건강한 사람인가 아닌가를 가려내는 검사)를 받는 모습은 실수를 연발하는 코메디를 연상케 할 정도다. 그러나 검진에 의하여 환자가 받는 육체적 피해는 희극 등과 비교해 끝내버릴 문제가 아니다. 결핵의 집단 검진은 철저하게 조사가 필요한 환자를 선별하는 데는 극히 효과적인 방법이지만, 이 검진이 '예방경영'이라고 부를 만한 수단으로 의료 기관의 도산을 막는 성과를 거둔 것 또한 사실이다.

　결핵은 1만 명에 1명 정도로 발병률이 극히 낮은 전염병이다. 그러나 투베르쿨린 반응으로 1차 결핵이 진단되면 이소니아지드(통칭 아이나)라는 극약의 결핵 치료제가 수개월에 걸쳐 집요하게 투여된다. 어디 그뿐인가. 주변 사람들이나 직장 동료들이 양성자라는 사실을 눈치채 혹시 사회적 차별이라도 받게 되면, 정신적으로 깊은 상처를 받을 위험조차 있다.

투베르쿨린 반응에서 양성이 나와도, 대개의 경우 전염을 걱정할 필요는 없다. 단지 어린아이의 경우는 그 일을 친척을 포함하여 누구에게도 말하지 않도록 주의해둘 것을 보호자에게 당부해야 할 의무가 의사에게 있다.

예방 접종의 허와 실

의학계와 국가가 손잡고 추진하는 '예방 조치'는 그 태반이 위험하고 무의미하다는 점에서 현대의학이라는 종교의 수많은 의식 중에서도 가장 두드러지는 것이다. 전염병 완친 접종, 여러 가지 예방접종이 그 전형으로서, 접종이 원인이 되어 사망하는 사례를 얼마든지 찾아볼 수 있다.

디프테리아는 이전에는 무서운 병이었다. 생명을 잃는 경우조차 있었으나 지금은 거의 발생하지 않는다. 그럼에도 불구하고 예방 접종은 아직도 계속되고 있다. 드물게 크게 유행하는 경우도 있으나 예방 접종의 효과는 여전히 의심스럽다.

시카고에서 디프테리아가 크게 유행하여 16명의 희생자가 생긴 일이 있었다. 시카고 공중 위생 당국에 의하면, 그 당시 희생자 16명 중 4명이 디프테리아 예방 접종을 받았으며 그 4명에게는 완전한 면역이 있었다고 한다. 또한 이 밖에 5명이 몇 차례에 걸쳐서 예방 접종을 받았고, 검사 결과 그 중 2명에게는 면역이 생겼었다는 것이 확인되었다. 3명의 사망자를 낸 또 다른 경우는 사망자 중 1명, 그리고 23명의 보균자 중 14명에게 면역이 갖추어져 있었던 사실이 보고되었다.

백일해 왁친의 효과에 대해서는 세계적으로 격렬한 논의가 있었다. 접종을 받은 어린아이들의 반수 정도에 유효성이 인정은 되었으나 고열, 경련, 경풍뇌증(고열 때문에 발생하는 의식 장애) 등의 부작용을 야기할 확률이 무시할 수 없을 정도로 높게 나타났기 때문이다.

유행성 이하선염(耳下腺炎) 왁친(멈프스 왁친)에도 문제가 있다. 이 왁친을 접종하면, 유행성 이하선염의 발병률을 억제하는 것은 가능하지만 면역이 사라져버리면 도로아미타불이다. 유행성 이하선염이나 홍역, 풍진에는 1970년대 후반에 각각 왁친이 개발되었으나, 이러한 병에는 천연두나 파상풍, 디프테리아와 같은 심한 증상은 나타나지 않는다. 홍역에 걸리면 실명한다고 믿고 있지만, 실지로 그런 일은 일어나지 않는다. 수명(羞明 : 눈이 부셔 강한 빛을 보지 못하는 병)이라는 증상은 단지 빛에 대한 감수성이 강해지는 것뿐으로, 창문에 블라인드를 치는 처치를 하면 효과를 볼 수 있다. 홍역 왁친은 홍역뇌염이라는 전염병을 예방하기 위한 것이나, 홍역을 몇 십 년씩이나 치료한 경험이 있는 의사라면 이 전염병이 보통 어린아이에게서 1만분의 1이나 10만분의 1 정도의 지극히 낮은 발병률로 나타난다는 것쯤은 이미 알고 있을 것이다. 그러나 이 왁친에는 100만분의 1의 확률로 뇌증이 발병하거나, 그보다 높은 확률로 운동실조증(수족의 근육 이상), 지적 장애, 정신 박약, 정신지체, 주의력 결함, 다동성 장애, 정서 불안, 무균성 뇌막염, 간질, 경련, 반신불수와 같은 신경계에 치명적일지도 모르는 신경성 장애 등의 부작용이 나타난다.

풍진 왁친도 여전히 논의의 대상이다. 접종 연령이 전문가 사이에서도 일치하지 않는다. 또한 이 왁친에는 일시적이거나 혹은 몇 달에 걸쳐 지속되는 관절염을 일으킬 위험이 있다. 미국에서는 어린아이에게 풍진 왁친을 접종하는 경우가 많지만, 풍진이라고 진단받은 임신부의 경우는 접종을 받으면 지체부자유아가 태어날 우려가 있다. 그 확률은 차차 연구에 의하여 밝혀지겠지만, 태아 보호라는 측면을 생각할 때 그 유효성에 대한 논의를 거듭할 필요가 있다.

집단 접종은 목숨을 건 도박 행위

그런데 전염병은 예방 접종을 했다고 모면할 수 있는 것이 아니다. 영양 상태, 가정 환경, 위생 상태도 커다란 요인으로 작용하기 때문이다. 백일해 왁친이 정말로 백일해의 발병을 억제했는지는 아직도 의문이다. 만일 현시점에서 이 왁친이 도입된다 해도 식품의약품국의 기준에 합격할지도 의문이다. 때로는 왁친이 원인이 되어 전염병에 걸리는 경우도 종종 있다. 1977년 9월 솔크 왁친(포르말린 불활화 폴리오 왁친)의 개발자인 조나스 솔크 박사는 의회에서 다음과 같이 지적한 바 있다. "1970년대 초에 미국에서 발생한 폴리오(유행성 척수마비, 소아마비)의 대부분은 이 나라에서 사용되고 있는 폴리오 왁친의 부작용 때문에 발생했을 가능성이 높다."

미국에서는 살아 있는 왁친이 사용되었으나 핀란드나 스웨덴같이 죽은 왁친을 접종하고 있는 나라에서는 폴리오의 발병이 전혀 보고되지 않고 있다. 폴리오 박멸의 공로자로 일컬어지는 솔크 박사 자신이 아직도 희생자를 내고 있는 폴리오의 원인이 그 왁친에 있다고 인정하고 있는 실정이다. 폴리오 왁친의 효과에 대한 생각을 고쳐야 할 때가 온 것은 아닐까?

현대의학의 난리굿은 매년 연중행사처럼 치러지는 인플루엔자 예방 접종에서 극치를 이룬다. 이 예방 접종에 대해 생각할 때면 나는 늘 어느 결혼식에서 있었던 일이 생각난다. 그 결혼식장에는 신랑 신부의 조부모쯤 되는 친척이나 60세를 넘은 연배의 하객이 한 사람도 보이지 않았다. 이상하게 여겨져 옆에 있던 사람에게 물어보니, 그 연령의 사람들은 2~3일 전에 맞은 인플루엔자 예방 접종으로 몸이 좋지 않아 지금 전원이 집에서 요양 중이라는 것이었다. 인플루엔자 집단 접종이라는 것은, 왁친과 그 해에 유행할 인플루엔자가 일치하는지 어떤지를 놓고 도박하는 일종의 룰렛 같은 것이다. 예방 접종으로 아무리 면역이 생겼다 해도, 반드시 그 해에 예방 접종을 받은 왁친과 같은 인플루엔자가 유행할 것이라고는 누구도 예측할 수 없다.

1976년 부다 인플루엔자(돼지의 인플루엔자 바이러스에 의한 지극히 전염성이 강한 인플루엔자)의 대유행은 예방 접종의 위험성을 깨우쳐준 대표적인 예이다. 정부와 매스컴이 철저히 추적 조사한 결과, 왁친이 원인이 되어 '길란 발레' 증후군(양발의 마비나 동통(疼痛), 지각 이상, 호흡 곤란 등을 야기하는 급성 다발성 신경염)이 565건이나 발생하였으며, 예방 접종을 받고 나서 몇 시간 이내에 30명의 고령자가 '설명이 불가능한 죽음'에 이르렀음이 판명되었다.

인플루엔자 집단 접종 캠페인에 세상 사람들이 항상 예리한 감시의 눈을 번쩍이고 있었다면, 이런 종류의 비극은 얼마든지 예방할 수 있었을 것이다.

국립 알레르기 감염증연구소의 존 실 박사는 이렇게 말한다. "모든 인플루엔자 왁친에 길란 발레 증후군을 야기할 위험성이 있다고 상정해야 한다."

여성을 괴롭히는 예방 조치들

희생자는 어린아이와 노인에 그치지 않는다. 여성도 희생물이 되고 있다. 그 전형이 유방암의 집단 검진이다. 이 검진이 어떤 도움이 되는지를 보여주는 근거는 사실 어디에도 없다. 그러나 의학계가 유방암의 예방 조치를 대대적으로 호소하여 선전해댄 결과 '이상한 나라의 앨리스'와 같은 희한한 일이 현실에서 일어나고 있다.

'유방암이나 난소암 등 여성 특유의 암은 가계(家系)에 따라서 다발(多發)할 우려가 있다. 따라서 예방 조치로서 유방을 미리 절제해놓든지, 난소를 들어내놓을 필요가 있다.'

이런 엉터리 선전을 도대체 어떻게 하면 멈추게 할 수 있을까?

이러한 종류의 예방 조치로서 성인 여성을 대상으로 행해지는 또 하나의 수술이 바로 질 적출 수술이다. 이 수술은 1970년대에 암 예방을 이유로 시작되었다. 그들의 표적이 되는 사람은 엄마가 임신 중에 DES 처치를 받았으나 본인은 아직 암에 걸리지 않은 여성들이다.

여성은 의사와 이야기할 때 절대로 방심하면 안 된다. 생명을 지켜준다는 구실로 의사가 무엇을 잘라낼지 알 수가 없기 때문이다. 물론 남성은 이런 구실에 겁먹을 필요 없다. 아무리 대단한 의사라 할지라도 남성의 생명을 지키기 위하여 '남근 절제 수술'을 하지는 못할 테니까.

문제는 의사가 즐겨 행하는 예방 조치가 환자에게 해를 끼치는 것만으로 끝나지 않는다는 데 있다. 의사는 예방에 필요한 정보마저 묵살하고 있으므로 피해는 더욱 커져간다. 유방암에는 의학적으로 네 가지 원인이 있다. 미출산, 또는 출산 횟수의 감소, 인공유 육아, 경구 피임약의 사용, 갱년기 장애 치료제 프레마린(결합형 에스트로겐*) 등의 난포 호르몬제의 사용이다. 여성들은 부디 이 네 가지 원인을 숙지하기 바란다.

예방 조치를 명목으로, 여성을 상대로 행해지는 캠페인이 또 하나 있다. 그것은 '일정 연령을 넘으면 아기를 낳는 것이 위험하다'는 것으로, 의학계의 홍보 덕에 대부분의 사람들이 그렇게 믿고 있다.

내가 의대생이었을 때는 '여자가 45세가 넘으면 당연히 아이를 낳아서는 안 된다'고 대부분의 사람들이 이야기하였다. 그것이 연수의가 되니 40세, 전문의학 실습생이 되었을 때는 38세로 그 연령은 점점 내려갔다.

출산 연령의 상한에 제한을 가하는 이유에 대하여, 의사는 '나이가 들면서 난자가 피로해지기 때문'이라고 설명한다. '피로 난자 증후군'이 기형아의 원인이 된다고까지 말하고 싶겠지만 그렇다면 남성에게 '피로 정자 증후군'이 없는 것은 어째서일까?

산모의 연령과 기형아 출산과의 인과관계는 사실 인정되지 않은 가

---

* 프레마린이란 에스트로겐 보충요법(65쪽 참조)에서 사용되는 합성 여성 호르몬제로 미국에서는 1975년까지 50세 이상 여성의 약 3분의 1인 600만여 명에게 투여되어 왔다. (『역학(疫學) 전문지』, 1975년 102호)

설에 불과하다. 그렇기는커녕 존스홉킨스 대학 의학부의 연구에서, 뢴트겐 검사로 인해 의료 피폭을 경험한 여성이 그렇지 않은 동갑 여성에 비해 다운증 아기를 낳을 확률이 7배나 높다는 사실이 밝혀졌다. 이 보고의 정확성은 이 밖의 연구에 의해서도 뒷받침되고 있다. 나이 들어 아기를 낳을 때 기형아가 태어날 경우, 그 원인의 하나는 출산시까지 산모가 몇 번이나 부주의하게 쓸데없는 엑스선을 쬐었느냐 하는 것이다.

의사는 건강에 대해 생각하지 않는다

현대의학이 만들어낸 주력 상품인 '예방의학'은 위험성 면에서는 가히 타의 추종을 불허할 만한 상품이다. 예방의학이라고 하니까 일반인들은 틀림없이 병을 예방해줄 것이라고 믿는다. 현대의학은 이러한 오해를 불러일으키는 명칭의 사용을 즉각 중지해야 할 것이다. 병에 걸리지 않도록 건강을 관리하는 것은 개개인에게 주어진 과제이다. 그러나 현대의학은 그렇게 생각하지 않는다. 병의 예방을 대의 명분으로 하여 의사는 과도한 의료 행위를 계속하고 있으며, 그 위험성은 치료의학에 버금간다.

현대의학은 건강에 대해 생각하지 않는다. 그러므로 대부분의 의사들은 사람이 건강하다는 것을 어떻게 정의해야 할지 모른다. 의사가 할 수 있는 가능한 말은 '정상'이라는 정도이다. 계속되는 검사를 받고서도 '이상 소견 없음'이라고 진단받는 사람은 좀처럼 없으며, 검사를 받으면 받을수록 이상은 많이 발견될 수밖에 없다. 그것은 왜일까? 사람이 '정상'이면 의사는 아무런 이익도 얻을 수 없기 때문이다. 지금까지 의학계에서는 공중 위생을 전문으로 하는 의사는 대단히 낮은 평가밖에 받지 못했다. 그 업무가 위생 설비 보급 등 건강 생활의 기본 조건을 갖추는 것에 있고, 그 밖의 의사의 일을 줄여주는 것이었기 때문이다. 그러나 집단 검진을 주된 활동으로 추진하게 되면서, 공중 위생을 전문으로 하는 의사는 '환자 공급계(系)'로 변신하여 의사의 수요를 부추기게 되었다. 따라서 지금 의학계에서는 그들에 대한 평가가 매우 높다.

사람이 자력으로 건강을 지킨다는 것은, 현대의학으로서는 생각할 수 없는 일이다. 병이란 언제 닥쳐올지 전혀 예측할 수 없는 재난이며, 그것을 물리치기 위해서는 생활 습관을 고치는 정도로는 도저히 안 되며, 현실 세계와는 동떨어진 상징적인 의식으로만 치료가 가능하다는 게 그들의 생각이다. 이것이 의사들의 사고 방식인 것이다.

현대의학이라는 종교에서는 '병원에 가지 않는 죄' 이외의 다른 죄는 없다. 그리고 인간이란 존재는 마땅히 병에 걸릴 운명을 원죄로 등에 업고 태어난 존재이며, 병이 없다는 사실이 증명되지 않는 한, 구원을 얻기 위해서는 검사와 예방 접종을 받았다는 증명을 보이고, 자신과 자신의 가족의 병력을 고백하지 않으면 안 된다. 의사는 이에 기초하여 심판을 내리는 성직자인 것이다.

만일 진정한 의미에서의 예방의학이 행해지고 있는 것이라면, 사람들이 더욱 건강해져서, 병원에 가는 횟수도 줄어들어야만 할 것이다. 그러나 현대의학이 지향하고 있는 것은 오히려 그 반대이다. 관심을 쏟는 것은 오로지 스스로의 권위를 유지하는 방법뿐이다. 병원에 가는 횟수가 줄어든다는 것은 현대의학의 권위를 손상시키는 것이므로 절대로 있어서는 안 되는 일이다. 현대의학이라는 종교가 번창해나가기 위해서는 사람들이 계속해서 건강을 잃고 병에 걸려야만 한다. 세상에 만연하는 갖가지 병에 언제 갑자기 걸릴까 번민하고 공포에 전전긍긍하면, 그만큼 현대의학의 유혹에 빠져들기 쉬워, 사람들은 의사가 의도하는 함정에 빠져버린다.

때를 놓쳤습니다

의사는 과도한 진료를 매일같이 행하고 있다. 일단 말기 환자의 치료가 시작되면 계속되는 검사, 불필요한 투약과 수술, 인공 호흡기의 접속 등 의식처럼 보이는 온갖 처치가 차례로 진행된다. 그리고 의식이 거의 끝날 때까지 의사의 손놀림은 절대로 늦춰지지 않는다.

이런 일들이 전개되는 것은, 사실을 은폐하고 빠져나가기 위한 속임수를 구사하고 있기 때문이다. 그것은 환자에게 죄를 전가하기 위한 방법이다. 이 방법을 사용할 때 의사는 이런 말을 곧잘 한다. "당신의 병은 생활 습관에 원인이 있는 것이 아닙니다. 진짜 원인은 조기 발견, 조기 치료를 철저히 하지 않은 데 있습니다. 병원에 너무 늦게 왔습니다." 때로는 의사의 예상보다 환자가 빨리 사망하는 경우가 있다. 그래도 의사는 자신의 탓으로 환자가 죽었다고는 절대로 생각하지 않는다. 난해한 의학 용어를 구사하여 입장을 역전시키고, 희생자에게 책임을 덮어씌우는 예의 틀에 박힌 문구를 토해낸다.

"때를 놓쳤습니다."

현대의학이라는 종교의 신자들은 자신의 건강에 자신이 없다. 병이 언제쯤 자기에게 닥쳐올지 모른다는 불안에 빠져 있기 때문이다. 신자는 긴장이나 불안, 죄의식으로 번민하게 되어 마음의 평온을 찾지 못한 채 하루하루의 생활에 쫓긴다. 건강에 관한 자기 책임과 자기 관리 능력은 마비되어 있으므로, 자기보다 강한 의사라는 존재에게 자신을 맡겨버린다.

의사는 자신이 처방한 약을 환자가 잠자코 복용하지 않으면 즉시 화를 낸다. '어떻게 하면 환자를 의사의 지시에 따르도록 할까' 하는 것은 현대의학에 있어서도 골치 아픈 문제인 것이다.

현대의학의 이상은 모니터로 감시하여 환자가 약을 먹지 않으면 '버저'가 울린다든지, 전기 쇼크를 주어서 무리하게라도 먹이는 기계를 실용화하는 것이다. 그러나 이런 '약 복용 지도 시스템'은 아무래도 인정될 것 같지가 않다. 그러므로 환자에게 따져물어 취조하는 이제까지의 방법으로 병든 양 떼를 관리하지 않으면 안 된다.

신앙에 냉담한 신자들이 늘어나면 종교는 수비 태세로 전환하여 신학을 만들어낸다. 조금씩 쌓아올린 지위가 전복되는 것을 막기 위해서, 자신들의 신학의 위대함을 한층 소리 높여 주장하는 것이다.

예방의학이라는 가면

사람을 죽음에 몰아넣는 병의 대부분은 육체적인 문제에만 원인이 있는 것이 아니다. 정치나 경제적인 측면, 또는 지역이나 가정, 게다가 개인의 심리적인 측면에도 병의 원인이 잠복해 있다. 따라서 참된 예방의학이라면, 건강 문제를 논할 때 위의 원인들을 검토해야 마땅하다. 그러나 의사는 병은 어디까지나 의료의 문제라고 인식하고, 치료를 받으면 고칠 수 있다고 장담한다.

여성이 받는 피해에 상관없이, 현대의학이 산아 제한의 필요성을 호소하여 가족 계획을 보급시키고 핵가족을 추진하고 장려해온 것은, 그것이 의학적으로 옳기 때문이 아니라 대기업이나 국가의 기대에 부응하기 위해서였다.

현대 사회에서는 많은 여성들이 자아 실현을 위해서이기도 하지만 대부분은 경제적인 이유 때문에 일하지 않으면 안 된다. 이러한 경향은 무엇보다도 정치나 경제의 문제라고 나는 생각한다. 가계를 꾸리는 것은 경우에 따라 아버지일 수도 있고 어머니일 수도 있으나, 어쨌든 성인 한 사람의 수입만으로 가능해야 한다. 이 문제를 해결하기 위해서 국가는 부의 공평한 배분이라는 귀찮은 사회 문제에 맞서 씨름해야만 한다. 그리하여 이 문제를 다른 문제로 바꿔치기해야 할 필요성을 느끼게 되었다. 그렇게 해서 선택된 것이 바로 의료 문제였다. 드디어 의사가 나설 차례가 온 것이다. 아이가 많으면 어머니(또는 아버지)는 육아 때문에 장기간 집에 묶이지 않을 수 없다. 그러므로 아이는 적은 편이 이상적이다. 그래서 의사는 소가족을 실현하기 위해서 피임기구를 제공하여, 대기업이나 국가의 이익이 손상되지 않도록 준비하였다.

소가족에 비하면 대가족을 꾸려나가는 데는 육아나 교육 면에서 확실히 시간과 돈이 많이 든다. 그렇지만 그 대신 대가족제도에서는 가족이 정신적으로 서로 의지할 수 있다는 이점이 있다. 옆에 부모, 형제, 자매, 조부모 등이 있어주면 건강이 상하거나 돈이 없는 상황에 처해도 가족으로부터 의지를 얻을 수 있다. 그러나 혈족과 떨어져 따로 사는 핵가족에서는 대가족과 같은 심리적인 편안함을 얻기 어렵다.

현대의학은 죽음의 신을 우러러 받드는 종교이므로 그 사회적인 영향력이 강하면 강할수록 사람들은 점점 온기를 잃어간다. 현대의학이 온갖 방법으로 유지하려고 하는 사회 질서 등은 이를테면 묘지의 평화와 같은 것이다.

예컨대 미국 정부는 '미국 표준식(SAD)'이라는 식생활을 제창하여 흑인이나 아시아계 등의 소수 민족들에게도 강요하고 있다. 이는 영양학자나 영양사라는 영양 전문가들이 고안한 식사 지표로, 영양 균형 면에서 우수하다고 한다. 그러나 그 내용은 소수 민족들의 식습관이나 생리에 반(反)하는 것들뿐이다. 학교 급식이나 노인들을 위한 식사도 비슷한 것으로 전통이나 문화, 가정이나 종교 등의 사정은 거의 고려되어 있지 않다.

현대의학은 4대 식품군(群)을 매일 균형 있게 먹는다는 획일적인 사고 방식을 제창하고 있다. 4대 식품군이란 1956년에 미국 농무성이 제창하여 시작된, 국가의 일꾼이 되는 국민을 위한 식생활의 지표로 구체적으로 다음과 같다.

- 제1군 : 고기, 닭, 생선
- 제2군 : 우유, 유제품
- 제3군 : 곡물, 콩
- 제4군 : 야채, 과일

이 식사 지표에는 두 가지 문제가 있다. 하나는 백인 이외의 다른 인종에게는 우유를 소화하는 데 필요한 소화효소(락타아제)가 충분히 분비되지 않기 때문에 유당(乳糖)에 대한 내성을 갖지 못하는 사람이 대부분이라는 것*이다. 또 하나는 수백 년의 전통에 의해 전해내려온 친숙한 식생활 쪽이 오히려 영양상 균형을 얻기 쉽다는 것이다. 현대인이 갖고 있는 영양에 대한 사고 방식은 여러 식품 제조회사의 이해관계를 고려하여 만들어진 조작된 정보로 가득 차 있다. 건강 문제도 때로는 고려되고 있는 듯하지만 대부분의 경우는 그렇지 않다.

현대의학의 주술에서 벗어나야

의사가 희생물로 삼아온 것은 대부분이 여성이나 어린아이, 그리고 노인들이다. 이미 서술한 바와 같이 의사의 주술에 걸린 노인들은 현역에서 물러나 요양원에 감금되는 처지가 되어가고 있다. 그러나 현대의학이 궁극의 목표로 삼고 있는 것은, 모든 사람을 현대의학이라는 종교의 울타리 안에 감금하는 것이다. 의사는 여러 가지 기회를 이용하여, 환자에게 무의미한 치료를 강제적으로 받게 하려 한다. 새로운 의료처치가 점점 합법화되어가는 것은, 의사가 국민 한 사람 한 사람에 대하여 강한 힘을 행사하고 있기 때문이다. 그러므로 아기를 집에서 낳고, 모유로 기르며, 학교에 보내고, 자기가 효과가 있다고 생각하는 방법으로 병을 치료하려

---

* 유당에 대한 내성이 없는 비율은 미국 백인이 8퍼센트, 한국인은 84.7퍼센트이다.

하면, 그 사람은 틀림없이 의사와 대결하지 않으면 안 되게끔 된다.

'예방의학'도 말 바꾸기에 가세하여 세상을 어지럽게 만들었다. 현대의학이라는 종교는 예방의학과 그 이외의 의료와의 구별을 통해, 예방의학이 병을 미연에 방지하는 것이라는 듯한 착각을 사람들에게 심어주어, 망상이라고밖에 말할 수 없는 의료처치를 합법화하는 데 성공했다.

현대의학이 추진하고 있는 의료를 '예방의학'이라고 부른다면, 그렇게 불러도 좋다. 우리가 실천하는 자주적인 건강 관리를 '예방의학'이라고 부르지 않으면 되기 때문이다. '모유 육아가 엄마를 구속하고, 아기에게 의존심을 길러주게 된다'고 말한다면, 모유로 길러지는 아기에게 의존심을 길러주도록 노력하자. 순수한 자연의 음식물을 고집한다고 괴짜라고 부른다면, 스스로 괴짜라고 칭하자. 현대의학은 정통이 아닌 의사에게 돌팔이 의사라는 낙인을 찍는다. 그렇다면 지금 가장 필요한 것은 더 많은 돌팔이 의사들이다. 중요한 것은 말이 아니고 진심이 담긴 행동이다. 그것도 현대의학이라는 종교를 분쇄해버릴 수 있는 용기 있는 행동이다.

미국에는 암이나 심장병 같은 중병 예방을 목표로 하고 있는 우수한 연구자가 수백 명이 있다. 그러나 그들의 연구 방법이 현대의학의 입장에서 본다면 정통이 아니기 때문에, 그것을 빌미로 의학계로부터 추방되지 않기 위해 더욱 치밀하게 연구를 해야만 하는 처지에 놓여 있다. 노벨 화학상과 평화상을 수상한 라이너스 폴린 박사의 경우가 그 전형적인 예이다. 박사는 비타민 C가 암 환자에게 유효하다는 것을 연구에 의해 증명했으나, 그것을 확인하기 위해 국립 암연구소에 자금 지원을 의뢰했을 때 문전박대를 받았다. 내가 알고 있는 의사들 중에는 이렇게 말하는 사람이 여러 명 있다. "나나 내 가족이 암에 걸리면, 공인되지 않은 암 치료 기관에 맡길 생각이다."

　의사 자신이 신뢰하고 있지 않은 치료법으로 어떻게 많은 사람들의 건강을 보증할 수 있다는 것인가! 그러니 우리들은 현대의학과 연을 끊는 편이 좋을 것이다. 그러기 위해서는 현대의학의 주술의 속박으로부터 스스로를 해방하는 확고한 결의, 거기에 건강과 병에 대한 사회 전체의 대안을 새로이 구축하는 지혜와 용기, 그리고 전략을 가진 이단자 군단이 필요하다. 지금 간절히 요망되는 것은 무엇인가? 그것은 의료에 대하여 현대의학과 다른 관점에 선 '새로운 의학'인 것이다.

9   새로운 의학을 위하여

생명의 핵심을 보는 시각

새로운 의학은 현대의학이라는 종교를 근절하기 위한 나의 구상이다. 이제까지 나는 왜 많은 사람들이 현대의학으로부터 자신의 몸을 지키지 않으면 안 되는가, 그리고 그것을 위해 과연 어떻게 하면 좋은가를 설명해왔다. 구체적인 내용은 의사의 지시가 옳은지 어떤지를 판별하는 방법, 훌륭한 의사를 식별하는 방법, 의사와 대결하는 방법, 의사의 과도한 진료를 피해 건강을 유지하는 방법 등이다.

  독자 중에는 이들 방법 중 몇 가지를 이미 시도해본 사람도 있을 것이다. 그리고 한 가지라도 이 방법을 시도해본 사람이라면, 자신의 몸을 지키는 일이 얼마나 힘든 것인지를 깨닫고 퍼뜩 정신이 들었을 것이다.

  나는 현대의학이라는 종교와 결별할 것을 되풀이해서 호소해왔다. 사람에게는 주의주장과 상관없이, 이루어야 할 과제와 똑바로 마주하지 않으면 안 될 때가 있다.

새로운 의학을 향하여 한걸음이라도 내디뎠다면, 이제 멈출 수 없다. 가던 길을 돌이켜 자신의 건강을 다시 의사에게 맡기든지, 아니면 그대로 돌진하든지 둘 중의 하나밖에 없는 것이다.

우선 해야 할 일은 집에서 아이를 낳고, 모유로 키우고, 아이에게 예방 접종을 시키지 않고, 직장이나 학교의 건강 검진을 거부하는 것이다. 그리고 왜 수술을 권하는지 의사에게 물으며, 약을 쓰지 않고 자기와 자기 아이를 치료하고 싶다고 확실히 의사 표시를 하는 것이다.

일부러 투쟁 선언을 할 필요까지는 없다. 그저 행동으로 나타내면 그것으로 충분하다. 현대의학이 개인과 그 가족의 건강에 개입하려 하는 현상황에서, 스스로의 책임하에 자신과 가족의 건강을 관리하는 것은 일종의 정치 활동일지도 모른다.

새로운 의학은 가정이야말로 건강의 기본이 되는 곳임을 인정하는 의학이다. 그리고 이것의 목표는 정치적인 입장의 차이를 넘어, 생명의 핵심과 마주하는 것이다. 그것은 바로 삶의 질에 대한 문제인데 그렇게 되면 새로운 의학 역시 종교적인 색채를 띨 수밖에 없을 것이다.

현대의학은 삶과 죽음, 생명의 의미라는 종교적 문제를 다루면서 결국 그 자신이 종교가 되어버렸다. 그 참담한 모습은 약이나 의료 기기라는 생명이 없는 물건에 기반을 두고, 현대의학이라는 종교가 아니면 할 수 없는 엉터리 교리를 전개한 결과이다. 현대의학은 완전히 우상숭배의 종교가 되어버린 것이다.

생명을 축복하는 의학

현대의학은 삶과 죽음뿐만 아니라, 인생에서 일어나는 갖가지 문제를 다루는 전통적인 종교를 공격해왔다. 이것은 새로운 의학에 있어서 두 번 다시 되풀이되어서는 안 될 과오이다. 이 책에서 나는 현대의학이라는 종교를 배격해왔다. 그렇다면 현대의학을 대신할 수 있는 새로운 의학이란 어떠한 의학인가? 그것을 이제부터 설명하고자 한다. 나는 의료 현장으로부터 비양심적인 의사를 한 사람도 남기지 않고 쫓아내고, 새로운 임무를 이루어내는 데 어울리는 의사를 그곳에 두고 싶다.

신앙은 종교에 있어서 최우선되는 과제이다. 그러므로 새로운 의학에도 역시 신앙은 불가결하다. 그러나 새로운 의학에서는 환자가 의사와 의료 기술, 약이라는 것을 숭배할 필요가 없다. 새로운 의학에서 환자에게 요구하는 것은 생명을 우러러 받드는 신앙이다. 새로운 의학은 생명에 외경심을 품으며, 생명을 소중히 함으로써 현대의학을 쫓아버리는 것을 사명으로 할 뿐, 환자와 전통적인 종교 사이에 끼어드는 짓은 결코 하지 않는다. 왜냐하면 모든 전통적인 종교는 새로운 의학과 같은 모습, 즉 생명을 존중하고 있기 때문이다.

가치관이란 사물의 근본적인 선악을 판별하는 규범 의식이다. 그리고 그것은 누구에게나 불가결한 것이다. 간혹 가치관 따위는 필요없다고 말하는 사람들도 있지만, 이들은 '가치관 따위는 필요 없다'는 가치관을 갖고 살아가고 있는 것이다. 가치관에서 도망쳐서 살아가는 것은 불가능하다. 바로 그것이 종교가 요구되는 이유이다. 종교는 갖가지 행위에 가치를 매겨, 사람이 선택해야 할 행위를 지시해준다.

그러나 현대의학이 등장함과 동시에 그나마의 가치마저 무너져버렸다. 현대의학은 사람들에게 이렇게 외친다. "사람들은 이제 지금까지의 가치관에 얽매이는 일은 없을 것이다. 생활 습관이 원인이 되어 병에 걸린다면, 현대의학이 낫게 해준다는 것을 보여줄 것이다. 선악의 판단을 강요하는 도덕으로부터 여러분을 자유롭게 해주기 위하여…… 그 대신 여러분들은 오로지 현대의학의 윤리만을 숭배하라."

인간인 이상 생물학의 법칙을 피할 수 없다. 생물학이야말로 새로운 의학의 윤리와 가치관의 핵이 되는 것이다. 새로운 의학은 무릇 살아 있는 모든 것을 축복한다. 반면, 새로운 의학이 죄로서 비판하는 가치관의 많은 부분을 현대의학이라는 종교는 미덕이라며 장려해왔다. 예를 들면 임신 중에 체중 증가를 제한하는 일, 경구 피임약의 사용이 임신보다 안전하다고 잘못 알고 자유롭게 복용하는 일, 정기 건강 검진을 매년 받는 것, 영양식에 대해 무지하든지 아니면 잘못된 사고 방식을 갖는 것, 어린아이에게 예방 접종을 정기적으로 받게 하는 것, 그 밖에 현대의학이 건강에 공헌한다고 하여 권하고 있는 각양각색의 행위들.

새로운 의학이 이러한 것들을 '죄'라고 경고하는 이유는 생명을 위태롭게 할 위험성이 있기 때문이다. 사람의 몸에 담겨 있는 생명은 적절한 조건만 갖추면 자연 치유력이라는 훌륭한 복원 능력을 발휘한다. 따라서 새로운 의학이 사람들로 하여금 앞에서 서술한 것들을 '죄'라고 인식하게 하는 것은, 자연 치유력을 발휘하는 조건을 갖추게 하기 위해서이다.

생명의 중개자로서의 의사

현대의학이 의료 기기에 의존하여 인간을 죽음에 이르게 하는 형식만의 의학이라면, 새로운 의학은 인간에게 희망을 주는 의학이다. 새로운 의학은 현대의학과 같이 의미도 없는 의식을 겉으로만 행하는 것이 아니라, 의미 있는 행위에 의하여 생명을 축복한다. 당연히 이 종교에도 성직자는 있으나, 그들은 신자가 병이 났을 때에만 도움을 주는 존재이며 그 행동 또한 신자의 자기 결정권에 의하여 엄격하게 제한된다.

　새로운 의사가 목표하는 것은, 최후에는 자신의 일을 없애버리는 것이다. 그러므로 사람들에게 의사에게 의존하는 것을 하루하루 줄여나가도록 지도한다. 사람들은 의사에게 의존하지 않고 살아가는 법을 배워야 한다. 왜냐하면 신앙의 중심은 의사가 아니라 생명을 축복하는 개인, 가족, 지역 사회이고, 그것들이 삼위일체가 되어 비로소 생명, 사랑, 용기라는 건강의 샘이 솟아나기 때문이다.

　마음과 몸의 관리는 개인들에게 주어진 책임이다. 그 중에서도 식생활은 무엇보다 중요하다. 탄수화물이나 단백질, 식물성 섬유, 비타민 등 영양의 문제만을 따질 게 아니라 순수한 자연의 음식을 먹고, 순수한 자연의 물을 마시는 것을 명심하지 않으면 안 된다.

　인간도 자연의 일부이며, 자연과 조화하지 않으면 안 되는 존재이다. 그러기 위해서는 어떠한 식생활이 자기에게 가장 좋은지를 충분히 알아둘 필요가 있다. 왜냐하면 입으로 들어가는 것은 당연히 나오는 것에 영향을 끼치기 때문이다.

　그 외의 욕구에 대해서도, 식생활과 같이 '영양의 균형'을 염두에

두어야 한다. 어떤 의미에서는 사람이 살아가는 방식에 바람직한 영향을 주는 것을 통틀어서 '영양'이라고 말할 수 있을 것이며, 그 내용에 대한 책임은 개인에게 맡겨져 있다.

올바른 '영양 보급'을 할 수 있는지 여부는 살아가는 이상 건강의 실현에 있어 절실한 문제이다. 텔레비전 앞에 붙어앉아서, 현실과 동떨어진 세계에 몇 시간씩 빠져드는 것은 마음과 뇌를 건강하게 하는 영양 보급이 아니라 귀중한 시간을 그냥 낭비하는 행동일 뿐이다. 이러한 시간들을 자신과 주위의 사람들을 풍요롭게 하는 발전적인 활동에 돌리는 것이야말로 바람직한 것이다. 자신의 삶의 질을 풍요롭게 하는 '영양 보급'에 대해서는 오감을 최대로 활용하여 음미해야만 할 것이다.

음식만이 아니라 행동도 중요하다. 즉 생물학적인 의미에서도, 자신의 생명을 위해서도, 사람에게는 해서 좋을 일과 해서는 안 될 일이 있다. 모든 종교가 천직에 대해 말하지만, 그것은 그 종교에 몸을 바친 성직자의 경우를 가리키고 있다. 그러나 우리의 새로운 의학은 모든 사람이 천직으로서의 자신의 직업을 선택할 수 있고, 또한 모두 오래오래 행복하게 살 수 있다고 주장한다.

모든 것은 가정에서부터

인생의 의미 있는 순간들인 생일, 결혼, 각종 기념일, 발병, 임종 등의 순간에는 일가가 더욱 하나가 되기를 새로운 의학은 호소한다. 기업 사회에서는 거기에서 일하는 사람들의 건강보다, 생산성이 제1의 목표로 여겨지기 때문에 기업에서 요구받는 만큼의 일을 해내려고 하다보면 궁지에 빠지기 쉽다. 일에는 균형 감각을 갖고 접근하는 지혜가 필요하다. 물론 자아 실현과 함께 인간다운 충실감을 얻겠다는 목표로 인생을 설계하는 것이 마땅하나, 거기에서 우선되는 것은 생명이어야지 끝없는 출세 경쟁이어서는 안 된다. 요는, 인생의 의미 있는 순간들에 참여할 수 있도록 시간을 안배하고, 동시에 직업인으로서의 의무도 다할 수 있게 노력하는 것이다.

새로운 의학의 중심에는 가정이 있다. 가정이야말로, 개인을 기업 사회나 현대의학이라는 종교와 같은 불건강한 조직으로부터 지켜줄 벽인 것이다. 예를 들어 격심한 노동이 원인이 되어 일을 그만두지 않으면 안 되게 되었을 때, 가족은 새로운 직업을 찾을 때까지 그 사람을 따뜻하게 보살펴주지 않으면 안 된다.

이러한 사고 방식은 가족을 재산이 아닌 부채로 취급해버리고 마는 지금의 풍조에 젖어 있는 사람들에게는 자칫 위화감을 안겨줄지도 모른다. 현대 사회의 목적이 효율적인 목표 달성 외에는 없는 것이라면, 가족은 엄마와 아빠, 혹은 그 어느 한쪽과 어린아이 둘 정도의 핵가족인 편이 차라리 낫을지도 모른다.

그러나 참된 의미에서의 가족을 원한다면, 어린아이부터 노인에 이르기까지 각 세대가 사이 좋게 함께 지내고, 인생의 중요한 순간들을 축복한다는 자세가 바람직한 것이다. 서로 결속되어 있어 기쁨을 같이 나누고, 기업 사회의 엄격한 현실로부터 서로를 지켜줄 수 있는 가족이라면, 어떤 조직이라 할지라도 그 가족 한 사람 한 사람의 생명을 위협할 수 없다.

새로운 의학은 새로운 생명의 탄생과 함께 시작된다. 그 제1의 계율은 '임신부는 임신 중의 체중에 신경 쓰지 말라'는 것이다. 주의를 기울여야 할 것은 식사의 질이다. 가장 순수하고 영양가가 높은 자연 식품을 먹어야 하며, 모체의 생리를 어지럽히는 약은 일체 입에 대서는 안 된다. 현대의학에서는 의사의 대부분이 "약과 서로 사이 좋게 사귀세요"라고 말하며 환자를 약의 구렁텅이에 빠뜨리려 하고 있다. 뢴트겐 검사도 마찬가지다.

새로운 의학은 생명을 신봉하는 의학이다. 갓난아기의 탄생은 인생 최대의 중대사이며, 가정이야말로 성스러운 교회이기 때문에, 출산은 위험천만한 병원에서가 아니라 임신부가 가족의 애정과 지지를 얻을 수 있는 가정에서 행하는 것이 가장 이상적이다. 가족에게 새로운 친구가 한 사람 태어나는 마땅히 기념해야 할 중대사야말로, 가족 모두가 모이는 장소에서 행해야만 하는 것이다.

새로운 의학의 '탄생의 의식'은 가족 전원에게 둘러싸여, 노래를 부르고 담소를 나누며 서로 축복하는 가운데 행해진다.

이 책을 읽는 독자들도 이제는 이해했으리라 믿는다. 이후로는 모유와 가정에서 준비한 고형식을 조화시킨 식사로 아기를 키워야 한다. 식품 회사의 공장에서 만든, 소위 이유식이라고 부르는 가공 식품은 피해야 한다.

나는 일찍이 라디오 프로그램에서 "육아에 관해서라면, 할머니 한 사람이 소아과 의사 두 사람분의 가치가 있다"고 말한 적이 있다. 그랬더니 당시 병원의 소아과 부장으로 근무하고 있던 의사가 방송 후 곧 전화를 걸어 이렇게 빈정댔다.

"그렇다면은 그 자리에서 물러나고, 대신 할머니 한 사람을 고용하는 게 어떻소."

실지로 육아에 있어서는, 소아과 의사야말로 신뢰할 수 없는 존재이다. 어느 가정이나 자신들이 최선이라고 믿는 방법으로 아이를 길러야만 한다. 전문가의 의견은 그것을 증명할 수 있는 근거가 없는 한, 들을 필요가 없다고 판단하는 것이 현명하다.

지금도 진행되고 있는 가정의 붕괴를 멈추게 하기 위해서는 2, 3세대 전으로 거슬러올라가 전통적인 가치관을 찾아 그것을 구해야만 한다. 그러나 면면히 이어져온 가정의 전통이라는 것을 잃어버리고 만 현재에는, 그 전통을 받아들여 계속 이어온 집안에서 태어나 자란 친구나 이웃의 도움이 필요하다.

갓난아기의 탄생 이후에 가족이 해야 할 특별한 일은 가족 전원이 모여 축하하는 것이다. 새로운 의학에서는 '핵가족'이라든지 '대가족'이라는 표현은 일체 사용하지 않는다. 가족이라는 것은, 혈연 모두가 모여 있는 상태만을 말하는 것이기 때문이다. 모든 세대가 연령에 관계없이 가정 생활에 참가하고, 누구나 할 것 없이 가정이 제일 중요하다는 사실을 이해하고 있지 않으면 안 된다. 가족 중 누군가가 입원을 한다면, 가족 모두가 달려가서 따뜻하게 위로해줄 필요가 있다.

죽음은 탄생과 마찬가지로 가족의 결속을 다지는 불가피한 사건이다. 탄생과 결혼이 다른 용무에 우선하는 것과 마찬가지로, 죽음 또한 본인은 물론 다른 가족들에게도 중요한 사건이므로 무엇보다 가족 모두가 지켜보는 가운데 맞지 않으면 안 된다.

혼자서 고독한 죽음을 맞는다든지, 집중 치료실에서 의료진들만이 지켜보는 가운데 쓸쓸하게 최후를 맞는 것만은 피해야 한다. 사람의 일생은 가정에서 시작되고, 가정에서 끝내야 하는 것이기 때문이다.

생활 공동체를 중요시하는 의학

현대의학에 맞서기 위해서는 집 밖에서도 자신의 일만을 생각하며 행동해서는 안 된다. 현대의학과 미국 사회의 원칙은 개인주의이다. 이제까지 설명한 것처럼, 현대의학은 여러 가지 점에서 가족의 끈이나 지역 사회의 연대를 끊으려고만 해왔다. 그러나 새로운 의학은 지역 사회의 연대를 중요시한다. 사람은 전부 같은 지역에서 살고 있는 친구와 같은 존재인 것이다.

새로운 의학은 왜 지역 사회를 필요로 하는 것일까? 거기에는 중요한 이유가 있다. 우선, 파괴적이고 위험한 현대의학으로부터 개인을 해방하는 일은 한 사람의 힘만으로는 불가능하기 때문이다. 사람은 누구라도 친구를 필요로 한다. 하물며, 현대의학이라는 종교와 다른 이념을 부르짖는 운동을 전개하려면 더욱 친구가 필요한 것이다.

지역 사회는 대부분의 가족이 손을 맞잡음으로써 성립하는 것이다. 최근에는 자칫 시대에 뒤떨어졌다고 보이기 쉬운 사고 방식이나, 진정 가족이야말로 인간 개개인의 활력의 원천이며, 건강의 터전이라는 사실을 잊어서는 안 된다. 지역 사회 또한 건강의 원천이기는 하나, 지역 사회는 가족과 같은 결속력이 부족하고, 자칫하면 분열해버리기 쉽다. 그렇다고 해도, 연대를 지역 사회에까지 넓히지 않아도 좋다고 할 수는 없다. 새로운 의학을 위해서는 지역 사회를 발전시키고, 사회 전체로 눈을 돌리는 생활이 필요하기 때문이다.

지역 사회를 한 가지 신앙을 가진 사람들에 의해 성립된 하나의 집단이라고 생각해보자. 새로운 의학의 신앙이 개인의 신앙과 부딪쳐서 그다지 문제를 일으키지 않는 것과 마찬가지로, 이 집단은 가족의 신앙이라든지 개인의 신앙과 충돌하지 않는다. 물론 이러한 집단을 발견할 수 없는 경우도 있다. 그런 경우는 스스로 친구를 만드는 일부터 시작해야 한다. 그것은 가족으로부터 시작해도 좋고, 이웃으로부터 시작해도 좋다.

아기 엄마가 "모유 육아를 하고 싶습니다만, 자신이 없습니다"라고 상담을 해오면, 나는 "모유로 아기를 기르는, 근처에 사는 여성에게 상담하러 가면 좋겠네요"라고 말해준다. 중요한 것은 자신과 같은 윤리관과 가치관을 갖고 있는 사람들과 친교를 깊게 하는 일이다. 우리들의 시간과 노력은 한정되어 있다. 자신을 지탱할 용기를 줄 사람은 같은 가치관을 가진 사람이다.

새로운 의학은, 사람들에게 육체나 지성의 측면에서도 시야를 넓혀 줄 것을 요구한다. 따라서 윤리관이나 건강법에 관해서 여러 가지 지식을 습득하지 않으면 안 된다. 책을 몇 권 읽는 것으로 모든 것을 얻으려는 식의 안이한 생각은 금물이다. 건강에 관한 모든 책, 특히 현대의학의 위험성을 지적한 책이나 연장자로부터 물려받아 이어온, 전통에 관해 씌어진 책은 가능한 한 읽어두어야 한다.

새로운 의학은 생물학에 기초한 종교이기 때문에 그 은혜도 또한 생물학적인 것이다. 그 최대의 은혜는 낮은 유아 사망률과 긴 평균 수

명일 것이다. 생명의 질이라고 하는 점에서 보면, 이것은 모든 사람이 건강으로 축복받을 수 있는 은혜를 의미한다. 감염증이나 알레르기, 암, 심장병, 당뇨병, 중독 증상의 발증률이 낮아지고 건전한 생활을 하는 사람들이 증가하게 되면 이혼, 자살, 우울증 등이 감소할 것이 분명하다.

병이 줄어들면, 의사의 필요성도 줄어든다. 병원에 가는 일도, 왕진을 받아야 할 경우도 줄기 때문에 진료 횟수는 감소하고, 당연히 의료비도 감소한다. 의사는 가족에 있어 친구와 같은 존재가 되며, 현대의학과 같이 외경(畏敬)의 대상이 되는 지식과 기술을 가진 전문직으로 인식되는 일도 아마 사라지게 될 것이다. 지역 사회에서는 그곳에 사는 사람들이 가족을 부채로 여기지 않고 재산으로 생각하게 될 것이기 때문에, 가족의 구성원이 늘어 인구의 증가로 이어진다. 또한 현대의학의 속박으로부터 해방되기를 원하는 사람도 늘어간다.

그러나 숫자로는 표현할 수 없는 더욱 중요한 은혜가 있다. 그것은 우리들이 목표로 하고 있는 새로운 의학이 슬픔의 의학이 아닌 기쁨의 의학이며, 공포의 의학이 아닌 애정의 의학, 절망의 의학이 아닌 희망의 의학이라는 사실이다. 새로운 의학의 '의식'은 전부가 축복이다. 따라서 탄생일이나 결혼 등의 인생의 순간 순간에, 혈액 검사를 행하여 검사 비용을 요구하거나 하지 않는다. 이럴 때는 오히려 검사가 아닌 축복의 파티가 어울릴 것이다.

집에서 아기를 낳는 것은 병원에서 당할 위험을 피하기 위해서 뿐만이 아니라, 가족 전원에게 축복해야 할 경사를 즐겁게 나눌 수 있도록 하기 위함이다. 모유로 아기를 기르도록 하는 것은 아기에게 우유병의 젖꼭지를 빨리고 있을 때에는 결코 얻을 수 없는 기쁨을 엄마가 맛보게 하기 위함이다.

새로운 의학은 현대 사회를 좀먹고 있는 우울증에 대해서도 완벽한 처방전을 갖고 있다. 우울증이라는 것은 단편적으로 엄습해오는 죽음인 것이다. 생명과 기쁨을 추구하는 새로운 의학은 사람들을 우울증의 저 음습한 바닥으로부터 구출해낼 힘을 갖고 있다. 고독, 자포자기, 욕구 불만, 소외감이 우울증을 부른다. 그러나 새로운 의학은 사람들을 이러한 상황에 밀어넣는 일은 하지 않는다. 가족이나 친구의 생일, 아기의 탄생, 결혼, 새로운 일 등 축복할 일이 있으면 아무도 공포나 고독을 느끼거나 애정에 굶주리지 않게 된다. 새로운 의학은 사람들이 서로 축복하는 지역 사회를 만드는 것을 진심으로 원하고 있다.

새로운 의학에 참가하면 공포나 혐오, 증오의 감정을 품지 않고 현대의학에 접할 수 있는 은혜도 받을 수가 있다. 어디 그뿐인가. 욕구 불만이나 억울함 등의 부정적인 감정이 오히려 즐거움으로 전환되는 일조차 있다.

최근의 책이나 영화의 대부분은, 현대의학의 결점을 드러내지 않은 채 단지 그럴듯하게만 그려놓고 있다. 현대의학을 대체할 새로운 의학을 모르기 때문에, 이러한 책이나 영화는 꽤 충격적인 것으로 와닿는다. 의과 대학생들과 그런 내용의 영화를 보러 간 적이 있다. 현대의학의 어처구니없는 우행(愚行)이 상영되고 있어, 다른 관객들은 불쾌해했으나 우리들은 박장대소하고 말아, 하마터면 극장 관리인에게 쫓겨날 뻔했다.

새로운 의학에 참가한다는 것은, 자신과 가족의 건강을 의사에게 맡겨야 하는 괴로움에서 벗어나 그것이 행복과 희망으로 가득한 특권임을 이해하는 것이고 그럼으로써 모두가 더욱 자유롭고 행복하게 될 수 있다는 믿음을 갖는 것이다.

그러나 현대의학의 위험성을 인식하고 있는 사람들에게서는 당연한 것이 일부 사람들에게는 아직 정확하게 인식되어 있지 않다. 많은 사람들로부터 다음과 같은 질문을 받아왔다. "꽤 혁신적인 사고를 하지 않으면, 일반 사람들이 이 혁명에 참가하는 것은 어려운 일이겠지요. 현대의학에 의해 자신이나 주변 사람들이 심한 고통을 당하지 않는 한, 의료 행위의 무엇이 정말로 위험한 것인지 알 수 없으니까요. 용기를 가지고 이것과 맞서기 위해서는 우선 현대의학의 공포를 직접 체험할 필요가 있는 것은 아닙니까?"

이 책은 바로 이와 같은 의문을 가진 사람들에 대한 나의 답변이 될 것이다. 모든 사람들이 의사에게 피해를 입기 전에 현대의학에 대해 의문을 갖고, 위험을 미연에 방지할 수 있기를 나는 바라는 것이다.

새로운 의학의 씨앗

또 하나 자주 질문받는 것은 "어떻게 이 혁명을 시작하면 좋을까요"라는 것이다. "이 혁명에 참가하고 싶지만, 어디에 신청을 해야 할지 모르겠어요"라고 그들은 말한다.

신청 같은 것은 필요 없다. 각자의 집에서 오늘부터 시작하면 되는 것이다. 가족은 부채가 아니라 재산이다. 아직 독신이라면, 진지하게 상대를 찾아서 결혼하도록 하라. 결혼 후엔 무엇보다도 아이를 만드는 데

힘쓰는 일이 '혁명적인 행위'일 것이다. 그리고 집에서 아이를 낳고, 모유로 키울 계획을 세워야 한다.

중요한 것은, 우선 순위를 먼저 결정하는 것이다. 고장난 기계를 수리하고 부품을 조립하는 일이 자신과 자녀의 인생을 설계하는 일보다 우선하는 것일까? 끝없는 출세 경쟁에서 얻어진 보수가 과연 자신이나 가족을 희생하면서까지 시간과 노력을 투자해야 할 가치가 있는 것일까? 그렇게 계속 일만 하고 있다가는 언젠가 심장 발작을 일으켜 입원하는 지경에 처할지도 모른다.

친구 만들기는 중요한 활동이다. 근처의 주부가 모유 육아를 하고 있는지 어떤지, 혹은 한 적이 있는지 어떤지를 물어보아도 좋다. 어린아이나 노인을 매도하는 사람이 있으면 "어째서 그런 심한 말을 합니까"라고 따져묻지 않으면 안 된다. 점심이나 저녁 식사 때, 건강에 관해서 여러 가지 이야기를 나누어보는 것도 좋을 것이다. 하지만 그것은 의논이 목적이 아닌, 의견이 맞는 사람을 찾기 위해서인 것이다. 그러한 사람을 찾게 되면 더욱 친해지게 될 것이고, 그럼으로써 친구의 범위를 넓혀갈 수가 있다.

이 혁명은 언제 끝나는 것일까? 솔직히 말하면, 그것은 나도 잘 모른다. 그러나 승리를 거두어가고 있음을 나는 느낄 수 있다. 그것은 다음과 같은 순간들 때문이다.

주변의 가까운 사람이 영향을 받았을 때. 내 가족과 친구가 건강은 우연히 주어지는 것이 아니고, 생활 습관을 개선함으로써 필연적으로 얻을 수 있다는 것을 알고 그 기쁨을 표현했을 때. 내 가족들이 집에서 출산하고 모유 육아를 하고 있을 때. 주위 사람들이 의사의 수술 지시를 몇 번이나 거절하며 곰곰이 따져본 끝에 마침내 쓸데없는 수술을 피했을 뿐만 아니라, 주사조차 놓지 않고 치료해주는 의사를 찾아서 치료해나갈 때…….

몇 달 전 나는 마침내 손녀를 보았다. 큰딸이 3.6킬로그램의 건강한 여자 아이를 낳은 것이다. 차나라는 이름의 아기는 예정대로 우리 집에서 태어났다. 그 장소에 입회했던 사람은 나 외에 사위, 작은딸, 내 아내, 그리고 나의 제자 메이어 아이젠슈타인 의사였다.

진통과 분만 모두 문제없이, 약 5시간 만에 무사히 끝마칠 수 있었다. 찬나가 태어난 후에 친척이나 친구들이 축하를 해주러 왔다. 그들은 현관에서 나와 약간의 이야기를 나누고는 서둘러 찬나를 보고 돌아갔다.

딸의 일가는 5주 정도 우리 집에 머무르다가 캐나다의 새로운 집으로 이사했는데, 그때까지 나는 딸이 자고 있을 때 아내가 아기를 안고 흔들의자에 앉아 있는 것을 보면서 매일 아침 출근을 할 수가 있었다. 여름 저녁 무렵, 남들처럼 자신의 손녀를 병원의 유리창 너머로 잠깐 보는 것이 아니라, 편안한 집에서 저녁을 먹으며 지켜볼 수 있었다.

이것이야말로 우리들이 승리를 거둔 순간이다. 나는 자신을 갖고 이렇게 단언할 수 있다.

나에게는, 새로운 의학을 실천하고 있는 친구들이 이 세상에서 가장 건강한 사람들로 여겨진다. 국제 모유 운동을 시작으로, 그런 조직에 참가하고 있는 사람들이 수만 명의 회원과 손을 맞잡고 연대의 고리를 넓혀가고 있다. 이 사람들에게는 세계 각지에 친구가 있다

내 가족도 포함하여 이러한 친구들과 그 가족들은, 자신의 건강은

자신이 관리할 수 있다는 것을 잘 인식하고 있다. 그리고 내일에 대한 불안 없이, 만족한 기분으로 오늘을 살고 있다. 이것이 바로 새로운 의학의 승리라고 나는 마음 저 밑바닥으로부터 확신하고 있다.

새로운 의학을 만들어갈 의사들

건강은 의사에게서 시작하여 의사로 끝나는 것이 아니다. 의사는 그 중간에 위치하지만, 그가 해야 할 역할은 극히 중요한 것이다.

새로운 의학에 종사하고 있는 새로운 의사는, 의학 교육을 받았기 때문에 존재하는 것이 아니라 의학 교육을 받았음에도 불구하고 존재하는 것이다. 이러한 생각으로, 나는 많은 동료들과 함께 새로운 의학부의 구상을 기초하여 완성하였다. 그 비전을 지금부터 제시하려고 한다.

새로운 의학 교육은 기초의학과 임상의학뿐만 아니라, 논리학과 문학도 포함한다. 전체 학생은 인간의 행동이 건강과 병에 어떻게 영향을 미치는지를 연구함과 동시에 환자와의 의사 소통이 정확하게 이루어질 수 있도록 대화 능력도 습득하지 않으면 안 된다. 또한 커뮤니케이션 과정을 수강하고, 지역 사회 사람들과 원활한 의사 소통을 행하며, 그 과정에서 의사와 환자가 어떠한 영향을 주고받는지도 알아두지 않으면 안 된다.

새로운 의학부에는 윤리학, 사법학이라는 학과가 설치된다. 지역 사회의 윤리는 평균 수명이나 유아 사망률, 이병(罹病)률, 의료의 질이라는 측면에서 사람들의 건강을 좌우하기 때문이다. 도덕성이 풍부한 경제 제도는 양질의 의료를 제공하지만, 도덕성이 결여된 사회제도에서는 죽음에 이르게 하는 의료밖에 받을 수가 없다. 이 강의에서는 의료처치의 타당성이 기독교나 유태교, 이슬람교, 힌두교, 공리주의, 윤리학 등의 여러 가지 윤리 체계로부터 고찰된다.

새로운 의학부에서는 의원병학(醫原病學)이라고 하는 중요한 학과도 배운다. 이 학과에서는 의료처치와 전문의학이 왜 병이나 장애를 만드는지가 추궁된다. 담당 교수는 왜 의료 행위가 환자에게 해를 끼치게 되었는가, 첨단 의료의 치료법이 환자에게 어느 만큼 해를 끼치고 있는가를 고찰할 것이다.

현대의학의 의학부가 전문의를 양성하는 교육을 추진하는 것에 반해, 여기서는 일반의의 중요성이 강조된다. 그래서 새로운 의학부는 치유에 관한 사고의 폭을 넓히는 학습을 위해 개방 강좌를 운영하게 된다. 의과 대학생은 의사의 강의뿐만이 아닌 정골(整骨)요법, 자연요법의 전문가나 영양사의 강의도 받을 예정이다. 이러한 대체요법과 바른 영양학을 새로운 의사들과 함께 탁상공론이 아닌, 자신의 몸으로 체득해가는 것이다.

현대의학의 의학 교육은 적어도 몇 년씩 시대에 뒤떨어지곤 하는데 새로운 의학에서는 그런 일은 일어나지 않는다. 현재의 의학 교육은 50~90퍼센트는 틀리든지, 아니면 시대에 뒤떨어지거나 빗나가든지 하기 때문에, 이런 의미 없는 교육을 그만두어버리면, 진단과 예후의 원칙이라고 하는 정말로 중요한 사항을 차분히 시간을 투자하면서 배울 수 있을 것이다.

새로운 의학부는 또한 현대의학과는 다른 유형의 학생을 선발함으로써 새로운 의과 대학생을 양성한다. 지금처럼 단지 성적에서만 우위를 보이는 학생들은 목표를 달성하지 않으면 안 된다는 강박 관념에 사로잡히는 경향이 있다고 판단되기 때문이다. 그 결과 현대의학의 의사들은 의료 본래의 목표를 잃어버리고 무의미한 경쟁에 말려들어, 인체의 자연스러운 생리적 변화를 억압하는 데 의료 기술을 이용하고 있으며, 종국에는 환자의 몸의 균형을 무너뜨리고 있는 것이다.

새로운 의학부에서는 득점을 다투는 테스트를 중시하지 않는다. 우리가 원하는 학생은 환자와 함께 지내는 일에 관심을 갖는 인재로서, '환자에게 어떤 치료가 됐든 우선 하고 보자'는 식의 뒤틀어진 사고 방식을 가진 인재가 아니다. 자존심이 결핍되고, 정신적으로 불안정한 학생은 새로운 의학에는 맞지 않는다. 이러한 타입의 학생은 동료와 경쟁하고, 자신의 지위를 지키는 것으로 자신의 가치를 증명하려고 하는 경향이 강하다. 이것은 자기 자신에게 있어서도, 환자나 주위 사람들에게 있어서도 해만 될 뿐이다.

그리하여 의사 집단에 생기기 쉬운 병리 현상들을 피하기 위해, 새로운 의학부는 새로운 의사가 건전한 가정을 유지할 수 있도록 도와주고 그 가정이 확고한 정신적 기반이 되도록 배려한다.

또한 지역 사회의 문화는 그곳에서 살고 있는 사람들의 건강에 반드시 영향을 주기 때문에, 새로운 의사는 그 지역 사회에 뿌리를 내릴 의료를 실천해야 한다.

몇 년 전 나는 어떤 대학의 의학부로부터 신입생 환영 연설을 의뢰받은 적이 있다. 그때의 연설 제목은 '의학부에서 살아남는 방법'으로 그 내용은 대충 다음과 같았다. 가족을 소중히 여기고, 의학부에 들어오기 전부터 친했던 사람들과 앞으로도 계속 친하게 사귀어라. 의사가 되는 일을 목표로 하고 있지 않은 친구들과도 지금까지와 다름없이 교우 관계를 유지하라. 공부만이 능사가 아니다. 성적 우수자를 목표로 하지 말아라. 의학부에서는 학교의 의사에 반대했다고 퇴학시키는 일은 좀처럼 없으니, 수업을 잘 따라가기만 하면 된다. 자신을 갈고 닦기 위하여 시간과 노력을 투자하라. 그러나 동시에 그것에 만족하여 새로운 영역을 개척해보려는 노력을 게을리해서는 안 된다.

내가 연설을 끝마치자, 의대 학장이 당황하여 일어서며 신입생들에게 이렇게 말했다. "지금의 연설은 모두 찬성하지만, 하나 덧붙여둘 것이 있다. 제군들은 의학부에 입학했기 때문에 이제까지의 생활을 일신할 필요가 있다는 사실을 잊어서는 안 된다."

새로운 의과 대학생은 현대의학의 의과 대학생과는 다른 방법으로 교육시킨다. 이 의학부는 적극적으로 의학 연구와 맞붙어 싸우는 곳이지, 결코 수동적인 자세로 수업을 받는 장소가 아니다. 새로운 의학부는 연구 기관이나 병원과는 달리, 언제까지라도 공부할 수 있는 장소이다. 학생들이 졸업하고 새로운 의사가 되었을 때, 이제까지의 의학 교육을 받았던 의사와는 확실히 다르다는 것을 발견하게 될 것이다.

나와 같은 의지를 갖고 있는 동료들은 새로운 의학부의 구상을 진행하기 위해 많은 의학부를 방문하고 의견을 교환했다. 우리들이 일리노이 주의 작은 마을에 있는 어느 신설 의학부를 방문했을 때의 일이다. 여러 가지 성과를 보고받은 후에, 우리들은 그곳 이사회 임원들에게 이렇게 질문했다. "귀교의 졸업생과 하버드 대학 의학부의 졸업생과는 어떤 점이 다릅니까?" 그랬더니 그들은 이렇게 대답했다. "우리 학교 졸업생은 하버드 졸업생과 질적으로 다르지 않습니다."

이런 의학부에서는 더 이상 배울 것이 없다고 판단하고 우리들은 서둘러 그곳을 나왔다. 새로운 의학부의 졸업생에게는, 이제까지의 의학부 졸업생과는 다른 확실한 차이가 없으면 안 되는 것이다.

새로운 의사의 제1철칙, 그것은 히포크라테스의 맹세이다.

"나는 환자의 건강과 생명을 첫째로 생각하겠노라."

【 옮긴이 후기 】

 이 책의 원제는 『Confessions of a Medical Heretic』이다. 우리말로 직역하면 '의학 이교도의 고백' 정도가 될 것이다.

 저자 로버트 S. 멘델존 박사는 이 책을 쓸 당시 이미 「The People's Doctor」라는 칼럼으로 미국 전역에서 '대중을 위한 의사'로 높은 명성을 누리던 소아과 의사였다. 의학계의 중진으로 많은 이들의 존경을 받는 의사가 "의사들이 행하는 치료가 때로는 질병보다 더 위험하다"라는 도발적인 내용을 담은 이런 책을 왜 출간하게 되었을까?

 이 책은 히포크라테스 선서를 충실히 따르며 현대의학을 숭배하던 한 의학도가 의학계의 중진이 되기까지, 성역화된 의료 현장에서 느낀 분노와 회의를 담은 한 의사의 내부 고발이자 양심 선언이다.

 이 책이 미국에서 처음 출간된 것이 1979년이므로 벌써 20년이나 전의 일이다. 그 동안 이 책은 미국에서만 수십만 부가 팔린 베스트셀러가 되었으며, 일본어로도 번역이 되었고, 지금도 아마존 같은 인터넷 서점에 서평이 끊이지 않을 정도로 많은 독자들에게 읽혀지고 있다.

하루가 다르게 의료 기술이 발달하고 있는 오늘날 이렇게 오래 전에 쓰여진 책이 얼마나 타당성이 있을까 하고 의문을 품는 독자도 있을 것이다. 옮긴이 역시 처음에는 그런 선입견을 가졌으나 실제로 읽어보고 나서는 그 당시와 지금의 기본적인 상황들이 별로 변하지 않은 점이 오히려 놀랍게 생각되었다.

"등산가가 높은 산을 보면 자꾸 오르고 싶어지듯이 의사는 부은 편도선을 보면 자꾸 자르고 싶어지는가 보다. 이럴 때 의사의 신념은 '거기에 편도선이 있기 때문이다'라는 것이다."

효과에 대한 검증이 부족한 채로 남발되어온 편도선 적출 수술에 대한 저자의 비꼼이다. 이렇듯 이 책에는 현대의학이 내포하고 있는 위험의 극히 본질적인 부분들이 저자 특유의 신랄하면서도 유머 섞인 문체로 비판되고 있다. 게다가 의사가 가져야 할 기본적인 자세에 관한, 시대를 초월하여 꼭 들어맞는 날카로운 지적들이 숨돌릴 틈 없이 거론되고 있다.

이 책의 맨 앞머리에서 멘델존 박사는 "나는 현대의학을 믿지 않는다. 더 솔직히 말하면 나는 현대의학에 반대하는 현대의학의 이단자이다. 따라서 내가 이 책을 쓰는 것은 세상 사람들이 현대의학의 주술에서 해방되길 바라기 때문이다"라고 명시하고 있다.

주술은 인간의 정신세계 혹은 일상생활을 이해하기 어려운 신비로운 현상으로 얼버무려 지배한다. 이 정의에 따르면 '현대의학교(現代醫學敎)'는 삶과 죽음에 따르는 모든 육체적인 생리 변화라는 가장 이해하기 어렵고 신비스러운 영역을 다루고 있는 것이다. 멘델존 박사가 말하는 현대의학교라는 주술에서 빠져나가기 위한 최선의 방법은 '왜'라는 질문을 하는 것이다.

"왜, 이 약을 먹어야 하는가?"

"왜, 이 수술을 받아야 하는가?"

"왜, 이 치료가 필요한가?"

의사에게 이러한 질문을 반복하면 의사는 전문지식을 방패삼아 이렇게 말한다.

"어쨌든 환자는 의사를 신뢰하면 됩니다."

의사가 이런 틀에 박힌 말을 할 때가 바로 환자에게 충분한 설명도 하지 않고 위험한 치료를 하는 때이므로 절대로 그냥 몸을 맡기지 말라고 멘델존 박사는 충고한다. 의사는 항상 정신적으로 자신이 우월하다는 입장에 서서 환자를 대하며, 성스러운 힘을 휘두르고 있다고 생각하는 존재이므로 아무런 준비도 하지 않은 채 진찰실이나 병원에 가는 것만큼 위험한 일은 없다 ── 라고 저자는 말한다. 그 준비는 생명보험에 가입하는 것이 아니라 의사와 대화할 수 있는 지식과 기술, 임기응변을 몸에 익히는 것이다. 확실한 자기 관리가 스스로를 도울 수 있는 것이다.

장유유서라는 유교적 덕목이 중시되는 사회임에도 나이 많은 환자가 손자뻘 되는 의사를 '의사 선생님'이라고 부르며 깍듯이 대하는 상황을 우리는 아주 자연스럽다고 생각한다. 그러나 이런 상황은 바람직하지 않은 것이다. 병원 내의 합리적인 인간 관계가 하루빨리 정착되어야 한다. 모나게 행동하면 불이익을 당한다고 생각하지 말고 의사에게 까다롭게 구는 걸 두려워하지 말아야 한다. 왜냐하면 너무나 당연하게도 자신의 몸은 하나뿐이며 결코 실험의 대상이 될 수 없는 소중한 것이기 때문이다.

TV 드라마를 보면 가장 많이 등장하는 직업 중 하나가 흰 가운을 입은 의사이다. 드라마틱한 전개를 위해서인지 우리 안방극장에서는 유독 주인공이 중병을 앓는 환자인 경우가 많다. 그런데 이상한 건 거기 나오는 의사들은 환자의 상태를 아주 친절하게 오랜 시간 동안 인간적으로 설명해준다는 점이다. 그럴 때 의사들은 모두 주인공의 친구 내지 친척, 동창 등 이른바 연줄이 있는 사람들이다. 실제로는 얼마나 많은 사람들이 안면 없는 의사 앞에서 주눅이 든 경험을 갖고 있는가. 제대로 치료받기 위해 어떻게 해서든지 선이 닿는 의사를 찾으려고 얼마나 노력하는가.

저자 멘델존 박사는 이 책에서 미국 의료계의 현실을 솔직하고 준엄한 필치로 비판하고 있다. 그러나 박사의 의도는 의사의 인격을 공격하는 데 있는 것이 아니다. 환자의 입장에 서서, 문제가 있는 의료로부터 자신의 몸을 지키기 위하여 어떻게 하면 좋은지 정보를 제공하려는 것이다. 의사가 행하고 있는 의료 행위에 환자가 의문을 제기한다면, 의사도 자신이 늘상 당연한 것처럼 행하고 있는 의료 행위에 관해서 생각을 바꾸고 진료 방법을 개선할 것이다 —— 라는 것이 박사의 기본적인 논지이다.

건강을 자부하던 사람도 병이 날 수 있으며, 서서히 진행되는 노화라는 숙명적인 흐름을 생각해보면 우리는 모두 잠재적인 환자이다. 현대인은 눈부시게 발달한 하이테크 의료 기술의 환상에 현혹되어 '병든 사람을 보살핀다' 는 의료의 근본 과제를 뒷전으로 제쳐놓은 것은 아닐까.

자연 치유력이나 가족의 소중함을 경시하게 만드는, 건강한 사람조차 병자가 되고 말 듯한 위험한 의료 행위(과잉 투약, 불필요한 수술의 남발, 방사선의 과다한 사용 등)는 건강이나 행복한 삶에 아무런 도움도 되지 않는다는 것이 이 책을 관통하고 있는 박사의 주장이라고 옮긴이는 생각한다. 그래서 우리가 많이 들었던 얘기이지만 다시금 생각해보고자 다음 글을 인용해본다.

중국의 『갈관지』라는 책에 편작의 3형제에 대한 이야기가 나온다. 편작은 죽은 사람도 살려냈다는 중국 선진시대의 유명한 의사이다. 편작에게는 역시 의사인 두 형이 있었으나 두 형은 동생만큼 세상에 이름이 알려지지 않았다. 어느 날 위나라의 임금이 편작에게 물었다.

"그대 3형제 가운데 누가 병을 제일 잘 치료하는가?"

"큰형님의 의술이 가장 훌륭하고 다음은 둘째 형님이며 저의 의술이 가장 비천합니다."

임금이 그 이유를 묻자 편작은 이렇게 대답했다.

"큰형님은 어떤 이가 아픔을 느끼기 이전에 얼굴빛을 보고 그에게 장차 병이 있을 것임을 예감합니다. 그리하여 그가 병이 나기도 전에 병의 원인을 제거하지요. 그러므로 환자는 아파보지도 않은 상태에서 치료를 받게 되고, 따라서 자기의 고통이 사라졌다는 사실을 미처 알지 못합니다. 큰형님이 명의로 소문나지 않은 이유가 여기에 있습니다. 둘째 형님은 상대방의 병세가 미미한 상태에서 그의 병을 알아보고 치료해줍니다. 그래서 이 경우에도 그 환자는 둘째 형님이 자신의 큰 병을 낫게 해주었다고 생각하지 못합니다. 그러나 저는 병이 커지고 환자가 고통

속에서 신음할 때가 되어서야 비로소 병을 알아봅니다. 환자의 병이 심하므로 그의 맥을 짚고 진기한 약을 먹이고 살을 도려내는 수술도 해야만 합니다. 사람들은 저의 그러한 행동을 보고 제가 자신의 병을 고쳐주었다고 믿게 됩니다. 제가 명의로 소문이 나게 된 이유는 여기에 있습니다."

    번역에 임해서는 의학 용어에 대한 지식의 부족으로 고민스러웠으나 원서에 기술된 부분 중에서 이미 시대 상황이 변한 것이나 한국 의료계의 사정과 다른 것들에 대해서는 감수하신 분의 글에 기대기로 하였다. 저자가 의도한 바가 독자에게 전달될 수 있도록 옮긴이로서는 최선을 다하였다. 그러나 아직 미흡한 점이 남아 있을지도 모르겠다. 그런 점에 관한 독자 여러분의 현명한 지적이 있다면 더없이 다행이겠다.

2000년 12월

옮긴이

|【 감수의 글 】|

이 책의 저자는 미국의 소아과 의사이며, 그 내용은 1970년대 미국 의료 현장의 문제점들이다. 이를테면 당시의 미국 의료 현장에 대한 저자의 양심 선언인 셈이다.

하루가 멀다 하고 새로운 의학 지식이 쏟아져나오고 있는 이 시대에 출간된 지 이미 20여 년이 지난 책이 무슨 의미가 있겠는가 하고 생각하는 독자도 있을지 모르겠다. 나 또한 그런 생각을 전혀 하지 않은 것은 아니나 책을 읽어나갈수록, 그런 생각이 기우였다는 것을 깨달을 수 있었을 뿐 아니라 급기야는 의사인 나 자신에 대해 심한 부끄러움을 느껴야 했다.

저자는 이 책을 통해 세월이 지나도 결코 변하지 않을 것 같은 미국 의학계의 고질적인 부조리와 의사들의 무심한 의료 관행들에 대해 신랄한 비판을 가하는 한편, 그들이 의학 교육에서 추구했던 의료인 중심의 교육제도에 대해서도 메스를 대고 있다. 그리고 그런 문제점들을 해결할 수 있는 대안으로 미국 의료 시스템이 간과했던 환자 중심의 의료를 제안하고 있는데, 무엇보다 저자 자신의 오랜 의료 현장 경험과 해박한 지식을 토대로 매우 치밀하고 설득력 있게 이러한 주장들을 전개해나가고 있어 의사인 나로서도 배운 것이 많았다.

물론 1970년대 미국 의료 현장의 문제점들을 그대로 2000년대 우리 나라의 의료 현장 상황으로 받아들일 수는 없을 것이다. 그러나 이웃 나라 일본에서도 베스트 셀러가 된 이 책이 우리에게 던져주는 의미는 결코 무시할 수 없다. 왜냐하면 일본과 마찬가지로 우리 의료계 또한 미국의 의료 시스템으로부터 많은 영향을 받아온 것이 사실이기 때문이다.

물론 이 책에서 비판하고 있는 내용 중에는, 우리의 의료 실정과는 맞지 않는 부분도 있다. 예를 들면, 우리 나라에서는 현재 거의 사용하지 않고 있는 항생제, 특히 CM(클로로마이세트린)과 관련된 지적들은 지금의 우리 나라 의사들에게는 전혀 해당되지 않는 것이다. 또한 항생제와 스테로이드 약물의 과다 사용에 있어서 저자는 미국 의사들의 과잉 처방이 그런 결과를 초래했다고 적고 있지만, 의약분업이 완벽하게 시행되고 있는 미국과 달리 지금까지 약사와 의사가 함께 1차 의료를 담당한 우리 나라의 경우, 의사들에게 이러한 책임을 물을 수는 없다. 오히려 약사, 의사, 환자 공동의 책임이며 동시에 잘못 정착된 의료 관행 때문이라고 해야 옳을 것이다. 물론 의약분업이 미국형으로 완전히 정착된 후에도 이런 일이 벌어진다면, 이 책에서처럼 당연히 의사에게 그 책임을 물어야 할 것이다.

저자가 누누이 지적하고 있는 미국 의사들의 과도한 약물 처방에 대한 내용도 우리 나라의 실정과는 잘 맞지 않는다. 우리 나라는 1970년대 말에 시행한 세계 최초의 정부 주도형 의료보험제도로 인해, 의사들의 처방 내역이 의료보험공단에 그대로 노출된다. 처방료와 약품료를 환급받기 위해서다. 그런데 의료보험공단에서는 '가벼운' 질환에 사용한 '고가'의 약품은 무조건 인정하려 들지 않았다. 의사들은 반발하였으나, 한편으로는 의료보험공단의 이러한 관행 또는 간섭에 의하여 의사들의 고가 약품 사용은 저절로 줄어들었다. 우리 나라의 의료보험 제도가 저절로 의사들의 약물 과잉 처방을 제어한 결과를 가져온 것이다. 그러나 상대적으로 약국에서의 무절제한 약물 처방은 규제할 길이 없었다. 따라서 이 책의 내용 중 적어도 '과도한 약물 처방'에 관한 부분은, 우리 나라에서는 '의사'라는 표현을 '약사와 의사'로 고쳐 읽어야 할 것이다. 그래야 독자들도 균형 감각을 유지하며 읽을 수 있을 테니까 말이다.

수술 분야에 대한 저자의 주장은 저자가 소아과 의사라는 것을 감안해가며 읽어야 할 것으로 보인다. 우리 나라에서도 내과 계열 의사들과 외과 계열 의사들의 주장이 상충되는 부분이 있기 때문이다.

어떻게 보면 이 책은 한 의사의 고백이 아니라 미국 의료 체계 전체의 고백이며, 또한 현재의 눈부신 첨단 의학의 혜택을 누리고 있는 인류가 의학 발전을 위해서 필연적으로 겪을 수밖에 없었던 필요악(必要惡)들의 고백이기도 하다. 다만 그것이 실수였는지, 의사들의 과욕 때문이었는지, 또는 고의였는지가 중요할 것이다. 한때 인류를 경악시켰던 탈리도마이드나 DES로 인한 부작용 등은 결코 고의적인 사건들은 아니었다. 약효가 검증되는 과정에서 생긴 불행한 사건들이었을 뿐이다.

독자들 중에는 이런 일이 우리 나라에서도 발생하는 것은 아닐까 하고 걱정하는 사람들도 많을 것이다. 그러나 그런 염려는 하지 않아도 될 것 같다. 왜냐하면 우리 나라에는 거의 전적으로 외국에서, 특히 미국에서 이미 검증되고 수정된 의학 지식과 기술들만이 도입되기 때문이다. 부끄러운 이야기지만 아직까지 우리 나라에서 세계 최초로 의학 분야의 새로운 지식이 생겼던 예는 거의 없다. 그러므로 그것이 의학적으로 확립될 때까지 환자나 일반인들을 상대로 검증하는 일은 있을 수 없으며, 따라서 검증 과정의 돌발 사건 또한 일어날 수 없다. 이렇게 강조하는 것은, 의사로서의 구차한 변명이 아니라 일반 독자들이 이 책을 읽은 후에 혹시라도 의사와 환자 사이의 신뢰감을 잃게 되지 않을까 하는 염려 때문이다.

이 책을 근거로 하여 '미국 의사도 이러할진대 우리 나라 의사들은 어떻겠느냐' 하는 상상력을 동원하는 것은 곤란하다. 이는 약화(藥禍) 사고에서도 마찬가지다. 이 책에 등장하는 의료사 중에서 대표적인 약화 사고들은 의과 대학 교과서에 이미 나와 있는 것들이다. 따라서 대부분의 우리 나라 의사들은 '항생제와 스테로이드(부신피질 호르몬) 약물 투여는 항상 최후의 방책으로 남겨두어야 한다'는 말을 강의실에서, 실습 현장에서 귀에 못이 박이도록 듣고 의사가 된다. 경구 피임약만 하더라도, 최근에는 최소량으로 가장 안전하게 최고의 피임 효과를 볼 수 있는 약물이 전세계에서 사용되고 있다.

물론 이런 결과는 이 책의 저자와 같은 양심적이고 용기 있는 의사들이 당시 '경구 피임약'의 문제점을 꾸준히 지적한 덕분이다. 그러므로 이 책을 읽는 사람들 ── 특히 의사들 ── 은 과거의 잘못을 지적하는 저자의 용기와 지혜를 배워, 오늘날 시행되고 있는 의료 관행 중 잘못된 부분에 대해서는 가차없이 비판할 수 있어야 할 것이다.

우리 나라는 현재 올바른 의약분업제도의 정착을 위해 극심한 진통을 겪고 있다. 건국 이래 최대라 할 수 있는 국민-정부-의약계 간의 갈등 속에서도 이 책을 끝까지 읽을 수 있었던 것은, 의사로서 스스로의 의료 행위를 부단히 반성해보라는 저자의 메시지에 감명받았기 때문이다.

또한 지금처럼 혼란한 와중에도 이 책을 소개할 임무를 흔쾌히 수락한 것은, 어떤 전문가 단체에든 반드시 존재하기 마련인 일부 불량하고 부도덕한 의사들과 저급한 의사들에게 올바른 의학 교육이 될 수 있겠다는 확신이 들었기 때문이다.

저자는 과연 우리에게 무엇을 말하려 했을까? 내가 보건대 그것은 '자연으로의 회귀'가 아닐까 한다. 태초에 인간들이 어떤 의학 기술의 도움 없이도 스스로 살아가던 시대의 지혜들을 버리지 말자는 것이다. 이는 역사 속에서 면면히 이어져내려오며 저절로 검증된 수많은 민간요법과 식물(약초)들을 과학이라는 미명하에 무차별적으로 경시하고 배척하며, 대신 현대의학을 거의 맹목적으로 받아들여 신앙시해온 어리석은 인류에 대한 일종의 경종인 것이다.

이 책을 읽으며 특히 분만과 관련된 부분에서도 새로운 사실을 알게 되었다. 그 동안 인간의 출산 환경에서의 '자연 회귀 운동'은 유럽에서 먼저 일어났다고 알고 있었는데, 1970년대 말에 씌어진 이 책에 그같은 분만 환경 개선 운동에 대한 대부분의 사실들이 기록되어 있었던 것이다.

이 책을 감수하며 한편으로는 착잡한 생각도 들었다. 의료 상식도 없고, 의료 체계에 대한 경험이나 객관적인 비판 의식도 없는 사람들이 이 책의 내용을 우리 나라 의료 현장을 고발하는 것으로 여기지는 않을까 하는 염려 때문이었다. 그러나 설령 그렇게 된다 하더라도 이 책을 통해 우리 의학계를 구성하는 의사나 약사, 의료 전문가는 물론 의료제도에 영향을 끼치는 정부 관계자들, 그리고 더 나아가서는 국민 모두가 우리의 의료 현장을 새롭게 돌아보고 거듭날 수 있다면 한 사람의 의사로서 더 바랄 것이 없을 것이라는 생각에서 사명감을 가지고 이 책을 감수하였다.

2000년 12월
한양의대 산부인과 교수 박문일

옮긴이 **남점순**

전북 정읍 출생으로 서울시립대학교 영문학과를 졸업했다.
제42회 행정고시를 거쳐 여성특별위원회 사무관으로
재직하고 있다.

나는 현대의학을 믿지 않는다

1판 1쇄 발행 2001년 12월 15일
2판 1쇄 발행 2007년 12월 10일
2판 9쇄 발행 2023년 12월 1일

지은이 로버트 S. 멘델존 | 옮긴이 남점순
펴낸곳 (주)문예출판사 | 펴낸이 전준배
출판등록 2004. 02. 12. 제 2013-000360호 (1966. 12. 2. 제 1-134호)
주소 04001 서울시 마포구 월드컵북로 21
전화 393-5681 | 팩스 393-5685
홈페이지 www.moonye.com | 블로그 blog.naver.com/imoonye
페이스북 www.facebook.com/moonyepublishing | 이메일 info@moonye.com

ISBN 978-89-310-0136-5 03510

○ 잘못 만든 책은 구입하신 서점에서 바꿔드립니다.